常见病针灸临床丛书

失眠

总主编◎张建斌

主 编◎黄凯裕 梁 爽

中国健康传媒集团

中国医药科技出版社

内容提要

本书系统阐述了针灸治疗失眠的内涵。在中医学对失眠的认识中，从病因病机，脏腑、经络辨证等方面进行梳理及总结，同时概述了西医学中失眠的发病机制及诊疗流程。在针灸临床方面，归纳了基于辨证、辨经的失眠诊治规律与疗效特点。机制方面，从神经递质、免疫、神经内分泌、抗氧化损伤等角度进行分析。最后针对儿童、孕妇、围绝经期女性、常见慢性病患者等特殊人群概述相应的失眠防治经验，并总结失眠人群的日常管理与护理措施。

本书适合针灸、中医临床医务人员、教育工作者及学生阅读使用，也可供中医学研究人员及爱好者参阅。

图书在版编目（CIP）数据

失眠 / 黄凯裕，梁爽主编 . —北京：中国医药科技出版社，2023.2
（常见病针灸临床丛书）
ISBN 978-7-5214-3632-7

Ⅰ. ①失…　Ⅱ. ①黄…②梁…　Ⅲ. ①失眠－针灸疗法　Ⅳ. ① R246.6

中国版本图书馆 CIP 数据核字（2022）第 217273 号

美术编辑　陈君杞
版式设计　南博文化

出版　**中国健康传媒集团** | 中国医药科技出版社
地址　北京市海淀区文慧园北路甲 22 号
邮编　100082
电话　发行：010-62227427　邮购：010-62236938
网址　www.cmstp.com
规格　710×1000mm $^1/_{16}$
印张　6 $^3/_4$
字数　113 千字
版次　2023 年 2 月第 1 版
印次　2023 年 2 月第 1 次印刷
印刷　三河市万龙印装有限公司
经销　全国各地新华书店
书号　ISBN 978-7-5214-3632-7
定价　**29.00 元**

获取新书信息、投稿、为图书纠错，请扫码联系我们。

《常见病针灸临床丛书》
编委会

张聪　蔡慧倩　周娟娟　金传阳　胡光勇　赵峥睿　朱德淳　谢韬　张新昌　陈霞　詹明明

赵舒梅　覃美相　林媛媛　刘金鹏　薛亮　周翔　强晟　李乔乔　朱世鹏　黄伟　曾玉娇

罗家麒　刘科辰　潘珊娜　刘慧　叶菁菁　朱金亚　马罕怿　赵瑞瑞　王耀帅　武九龙　秦公顺　赵协慧

张音　徐静　林欣颖　章甜　陆露　王亮　王毕琴　裴梦莹　叶儒琳　王玉娟　郭林曳　武娟

张国栋　赵舒梅　张熙　李琳慧　李浩　王应越　熊先亭　贡妍婷　罗楚　李明　彭延辉　李梦雪

编委会

主　编　黄凯裕　梁　爽
编　委　许　骞　陆成轩

前言

新时代、新视野、新起点

针灸是源自中国古代的一门系统学科：利用特定的工具，在人体体表特定部位进行施术，从而产生一定的效应，以达到防病治病的目的，并在长期的临床实践中，形成了独特的理论体系和学术框架。

《黄帝内经》时代，针灸理论构建逐渐完善，包括九针形制、操作和应用，脏腑经络和五体身形，溪谷骨空和气府明堂，疾病虚实和针灸补泻等。256~260年间，皇甫谧编撰《针灸甲乙经》，从基础到临床，系统整理了针灸学知识、理论和临床应用，构建了针灸学科体系。此后，针灸学术一直在自己固有的轨道上发展和进步。直到清末民初，伴随着西学东渐的逐渐深入，在东西方文化碰撞下，针灸学术的发展轨迹已经呈现出多流并进、百花齐放的特点。尤其是20世纪70年代以来，针灸在世界各地广泛传播，针灸学术更是进入了一个多元化发展的新时代。

当代针灸医学蓬勃发展，其学术视野也越来越宽广，无论是基础理论，还是临床应用，都是古代针灸学术所无法比拟的。当今的针灸学术，主要有以下几个特征。

1.在世界各地广泛应用。针灸在南北朝时期就已经传到我国周边的朝鲜、日本等国家，近几个世纪间断性在欧洲也有零星传播，但是直到20世纪70年代初，才开始有了世界范围内的广泛传播。针灸的跨文化传播，在世界各地也出现了从学理到应用的不同理解和差异化变革。

2.工具先进，微创、无痛、数据化。针灸工具，古代有"九针"之说，当代不仅有"新九针"、揿针、杵针、浮针等新型针具，还有利用声电光磁等可量化物理参数的新型针灸器具，基于生物传感和人工智能的针灸器具也在孕育中。

3.技术进步，操作精细、精准化。针灸操作技术的应用和描述，相对于古代也有了长足的进步，相关针灸技术操作规范的国家标准也陆续发布。尤其是在操作目标的部位和结构层次上更加精细、精准；在操作流程上也更加合理、规范。

4.迎接临床新问题和新挑战。与古代主要关注临床证候不同，当代针灸临床实践中还面临着诸多新问题、新挑战。大量基于临床医学病症分类和认知的疾病，在古代医籍文献中没有直接描述和记载，需要当代临床从"针灸学"视角重新再认识，如高血压、高脂血症、糖尿病等；还有一些临床新问题，如围手术期诸症、抑郁症和焦虑症、免疫性疾病、戒断综合征等，需要在实践中探索。

5.临床疗效越来越清晰。自2005年有了第一份基于循证模式的针灸临床研究报告以来，尤其是近年来开展的针灸治疗便秘、压力性尿失禁、更年期综合征等临床多中心大样本研究，取得了较可靠的研究结果，在国内外产生了较大的影响。基于针灸临床特点的方法学研究也受到重视，并出现了专门团队和组织。

6.治疗机制和原理越来越清晰。尽管还不能完全从现代生命科学和生物医学的角度揭示针灸的作用机制，但是随着对经穴特异性、穴位敏化、穴位配伍的研究深入，针灸作用的神经-内分泌-免疫网络调节机制也逐渐清晰。

应该说，针灸医学的内涵，需要在一个新起点上重新理解、重新诠释。当代针灸临床适用性不断扩大、诊治病种范围越来越宽泛、操作技术也越来越精准、临床疗效观察和评估也越来越严格、部分现代原理和机制逐渐阐明。因此，基于当代临床实践的回顾、思考和展望，更加显得迫切和需要。《常见病针灸临床丛书》即是对这一时代需求的响应。

在当今的话语体系下，选择针灸临床的常见病、多发病，梳理借鉴古今医家经验，总结近现代临床实践和疗效规律，阐述针灸疗法必要的作用机制和原理，在针灸学术史上作一个短暂的思索，给未来一个更加广阔的发展空间，即是写作本套丛书的初心。

张建斌

2022年6月

目录

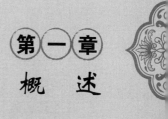

第一节　概　念

　　失眠，临床上通常指尽管有充足的睡眠条件和环境，却存在对睡眠时间和质量不满足，并影响到白天社会功能的一种主观体验，包括入睡困难（入睡潜伏期>30分钟）、连续睡眠维持障碍（整夜觉醒次数≥2次）、早醒、睡眠质量下降和总睡眠时间减少（通常<6.5小时）等。

　　失眠是一种主观体验，有的人因为睡眠时间短而认为自己失眠。事实上，有部分人群虽然睡眠时间较短（短睡眠者），但白天精力充沛，没有日间功能障碍症状，因此，不能单纯依靠睡眠时间来判断是否存在失眠。失眠不仅是一种主观感受，还是一种客观存在的病理状态，人们可通过多导睡眠监测（polysomnography，PSG）记录的睡眠潜伏期、睡眠效率、睡眠总时间等数据来确定是否存在失眠。

　　此外，失眠虽然发生在夜间，但影响的功能主要表现在日间，所以失眠被视为24小时的睡眠–觉醒周期性功能障碍。

第二节　病　因

　　引起或促发失眠的原因众多。常见的有如下。

1.社会心理因素

生活工作中的事件，造成个人产生抑郁、焦虑、紧张等应激反应时往往会表现为失眠。

2.环境因素

环境嘈杂、脏乱、空气污浊、异味以及睡眠环境改变易造成失眠。

3.生理因素

睡前过饥或过饱、过度劳累、性兴奋等状态下易失眠。

4.精神疾病

几乎各类精神疾病都存在睡眠障碍，尤其是焦虑和抑郁障碍。

5.食物与药物因素

睡前饮用或饮用过量酒精、咖啡因类、茶叶等兴奋性饮料，药物依赖和戒断时，或某些治疗药物的不良反应等。

6.睡眠节律改变

白天和黑天频繁轮班、跨时区旅行等造成的生物钟节律改变。

7.神经系统疾病和躯体疾病

这些疾病的生理病理变化影响睡眠中枢结构，或者疾病的疼痛以及患病后继发的心理情绪变化，如帕金森病与甲状腺功能亢进症常导致失眠，类风湿关节炎常由于其疼痛导致失眠。

8.性格特征

过于细致的性格特征在失眠中也有一定的诱发作用，如患者对身体健康要求过高，过分关注以至于产生心理负担，凡事习惯往坏处想，常处于高度警觉的状态下，都容易失眠。

第三节　分　类

失眠的分类经历了动态发展的过程。1994年出版的《美国精神疾病诊断与统计手册（第四版）》（The Diagnostic and Statistical Manual of Mental Disorders, 4th Edition, DSM-Ⅳ）将失眠分为原发性、继发性和相关性三类，并提出了失眠既是症状又是疾病的概念。这种认识持续了近20年。

近年的观点认为，即便失眠可"继发"于其他疾病，但也常随病程延长而发展成一个独立的临床过程。因此，2013年发布的DSM-Ⅴ放弃对失眠原发性和继发性性质的强调，将失眠的名称整合为失眠障碍。这极大丰富了失眠的含义，包括失眠以及睡眠过程中的一些异常行为，如梦魇、梦游症等。DSM-Ⅴ

还强调，在诊断失眠时要特别说明失眠是否为发作性（症状持续1~3个月）、持续性（症状持续≥3个月）还是复发性（一年内≥2次发作）。

在《中国精神障碍分类与诊断标准（第四版）》（Chinese Classification and Diagnostic Criteria of Mental Disorders, 4th Edition, CCMD-4）中，失眠被归纳入"心理因素相关生理障碍"。在"心理因素相关生理障碍"里，又将失眠、嗜睡症、睡觉–觉醒节律障碍、睡行症、夜惊、梦魇等归为"非器质性睡眠障碍"。

2014年发布的《国际睡眠障碍分类（第三版）》（The International Classification of Sleep Disorders, 3th Edition, ICSD-3），将精神心理、特发性和矛盾性失眠等亚类以及因其他躯体症状所引发的慢性失眠归之为慢性失眠障碍（chronic insomnia disorder, CID），将原版本中的由于急性应激因素或环境改变而导致的适应性失眠诊断为短期失眠障碍（short-term insomnia disorder, STID），将未分类的器质性和非器质性失眠合并为其他失眠障碍（other insomnia disorder, OID）。CID是以存在慢性病程伴日间功能损害的睡眠维持障碍为特征。STID是以睡眠与觉醒障碍为主诉，存在具有临床意义的睡眠不满足或觉醒时的功能损害，但不满足CID最小频度和持续时间标准。OID仅用于那些少见病例，即存在睡眠起始和维持困难，但不满足CID和STID的诊断标准而有必要受到临床关注的失眠人群。

在2018年发布的《国际疾病分类（第11版）》（International Classification of Diseases, 11th Edition, ICD-11）中，以编码的形式将失眠障碍、抽动障碍、睡眠呼吸障碍、昼夜节律性睡眠–觉醒障碍、睡眠相关运动障碍、深眠状态紊乱等归类为"睡眠–觉醒障碍"。失眠障碍中又可分为慢性失眠、短期失眠以及其他失眠。慢性失眠和短期失眠中，根据其严重程度又可分为轻微的、中等的和严重的三个等级。慢性失眠是一种频繁且持续的睡眠困难，尽管有足够的睡眠机会和环境，但仍会发生失眠，导致普遍的睡眠不满足和日间的功能受损。白天的症状通常包括疲劳、情绪低落或易怒、全身不适和认知障碍。一些慢性失眠的患者可能表现为反复发作的睡眠–觉醒障碍，持续一周甚至更长时间。在没有日间功能受损但表现出睡眠障碍相关症状的人不被视为患有失眠。

第四节　流行病学

由于采用了不同的失眠诊断标准等原因，既往的流行病学调查研究结果差异性较大。

在全球失眠流行病学的研究综述中，一般人群中失眠现患率估计值从4%~48%不等；当使用基于症状的开放性定义时，现患率达到30%~48%；而使用DSM-IV标准诊断失眠时则现患率降至4.4%~11.7%。另有研究显示，一般人群中约30%有失眠症状，约25%对睡眠不满意，10%~15%会因慢性失眠导致明显的白天劳累，6%~10%符合失眠的国际诊断标准。

2002年，我国参与的全球失眠流行病学横断面调查提示，我国有45.4%的人在过去1个月中曾经历过不同程度失眠，10%的人患有失眠（符合DSM-IV诊断标准）。

2011年Roth T等报道美国失眠情况，调查结果显示，一般人群失眠的现患率为22.1%（DSM-IV标准），3.9%（ICD-10标准）和14.7%（ICSD-2标准）。Chan-Chee C总结了1980~2009年法国人群失眠流行病学调查结果，显示法国成年人中30%~50%有失眠症状，15%~20%符合DSM-IV失眠诊断标准。Morin CM的调查显示，加拿大人群中29.9%有失眠症状，9.5%符合失眠诊断标准，其中仅13%的失眠者寻求过医疗服务。Ohayon MM等于2009年总结了英国、法国、意大利、德国、葡萄牙、西班牙、芬兰等7个欧洲国家25579名研究对象的失眠横断面调查结果，一般人群中失眠的患病率分别为9.8%（ICSD标准）和6.6%（DSM-IV标准），但其未对各国之间的失眠患病率进行比较。

目前老年人群的失眠问题受到较多关注。Morgan报道英国65岁以上老人失眠的8年累计发病率为29%，失眠的年发病率为3.6%；而且年龄越大，失眠的发生风险越高，其中75岁以上组人群失眠发生风险是65~75岁组的1.8倍。也有学者的研究发现，健康老年人失眠患病率并没有随年龄增加而增加，认为老年人群失眠与其自身身体疾患有关，而并非与年龄有关。

对于不同性别人群来讲，目前各国研究大多都表明女性比男性更易失眠。Taylor DJ等人对既往发表的失眠流行病学调查进行了系统综述，结果发现女性失眠总体患病率为18.2%，男性为12.4%；在老年、中年、青年3个年龄段，女性失眠患病率均高于男性。

第一节　定　义

　　失眠，中医称不寐，是由心神失养或心神不安所致，以经常不能获得正常睡眠为特征的一类病症。主要表现为失眠时间、深度的不足，轻者入睡困难，或寐而不酣，时寐时醒，或醒后不能再寐，重则彻夜不寐。

　　不寐一词，早见于《诗经》。如《诗·邶风·柏舟》："耿耿不寐，如有隐忧。"在医学文献中，不寐之名最早见于《难经》。《难经·四十六难》曰："老人卧而不寐，少壮寐而不寤者，何也？老人血气衰，故昼日不能精，夜不得寐也。"《足臂十一脉灸经》《阴阳十一脉灸经》称失眠为"不能卧""不得卧"，《黄帝内经》在此基础上新增了"卧不安""目不瞑""不得眠""夜不瞑"等名。张仲景的《伤寒杂病论》称之为"不得眠""不得卧"和"不得睡"，极大地影响了后世医家。清末医家汪必昌《医阶辨证》对寐、瞑、卧、安四证从病名含义和发病学角度进行了考辨。他认为："不寐，夜常寤夜（阴虚神清不寐，痰扰神昏不寐）；不瞑，夜目不闭也（卫气不入于阴目不瞑，阳邪入于阴烦躁不得瞑，汗后虚烦不得瞑）；不得卧，身不得卧也（水气，卧则喘之，故不得卧）；卧不安，反侧不得安卧也（邪热在阳明）。"而不寐正式被确定为法定病名源于1997年颁行的中国国家标准《中医临床诊疗术语》的疾病部分，失眠被列为疾病症状之一。

第二节 病因病机

正常睡眠依赖于人体的阴平阳秘，脏腑调和，气血充足，心神安定，卫阳能入于阴。如思虑过度，内伤心脾；或体虚阴伤，阴虚火旺；或受大惊大恐，心胆气虚；或宿食停滞化为痰热，扰动胃腑；或情志不舒，气郁化火，肝火扰神，均能使心神不安而发为失眠。

一、病因

1.外感六淫

历代医家均十分重视外感邪气对人体的作用，提出风、寒、暑、湿、燥、火等均可作用于人体，从而产生疾病并影响睡眠。

"故犯贼风虚邪者，阳受之；食饮不节，起居不时者，阴受之。阳受之，则入六腑，阴受之，则入五脏。入六腑，则身热不时卧，上为喘呼。"（《素问·太阴阳明论》）

"凡如伤寒、伤风、疟疾之不寐者，此皆外邪深入之扰也。"（《景岳全书》）

外感六淫侵袭人体均可诱发失眠，其中风寒、风热、暑热最为多见。风邪轻扬开泄，善行数变；寒邪外袭，易伤阳气，阻碍气血运行。机体感受风寒，可出现恶风发热、汗出、头痛等症状，因阳气受阻，阴阳不和，易发不寐。暑热之邪，易耗气伤津，以发热、汗出、口渴喜冷饮为临床表现，因热邪上扰，热扰心神，以致心神不安，发为不寐。

2.内伤情志

历代医家对情志因素导致失眠证论述颇多。

"神安则寐，神不安则不寐……劳倦思虑太过者，必致血液耗亡，神魂无主，所以不眠。"（《景岳全书·不寐》）

"肝藏血，血舍魂……脾藏营，营舍意……心藏脉，脉舍神……肺藏气，气舍魄……肾藏精，精舍志。"（《灵枢·本神》）

此即《黄帝内经》五神，亦是五脏舍五神。根据《素问·五脏别论》之"五脏者，藏精气而不泻也"，认识到精气满则养神，神有所养，方能静安于其所舍之脏而得安卧；若五脏精气亏损，神失所养；或有邪在五脏，扰神不安，则五神不能安于其所舍之脏，而有不寐诸证。

"心胆惧怯，触事易惊，梦多不详，虚烦不眠。"(《沈氏尊生书·不寐》)

此属体弱心胆素虚，善惊易恐，夜寐不宁，亦有因暴受惊骇，情绪紧张，终日惕惕，渐至心虚胆怯而失眠者。

"惊恐伤神，心虚不安。"(《类证治裁·不寐》)

"平人不得卧，多起于劳心思虑，喜怒惊恐。"(《张氏医通》)

体弱心胆素虚，或暴受惊恐，情绪紧张，神魂不安而不寐。喜怒哀乐等情志过极均可导致脏腑功能的失调，而发生不寐。或由情志不遂，暴怒伤肝，肝气郁结，肝郁化火，邪火扰动心神，神不安而不寐；或由五志过极，心火内炽，扰动心神而不寐；或由喜笑无度，心神激动，神魂不安而不寐；或由暴受惊恐，导致心虚胆怯，神魂不安，夜不能寐。

3.饮食不节

饮食不节，脾胃升降功能失调，也可导致失眠。

"胃不和，则卧不安。"(《素问·逆调论》)

本段经文原指阳明经脉之气逆，致胃气不能下行而不得安卧。后世医家据此有所发挥，将饮食不节、肠胃受损等因素导致胃气不和而不能安卧，均归纳为"胃不和则卧不安"之类。

"脉数滑有力不眠者，中有宿食痰火，此为胃不和则卧不安也。"(《张氏医通·不得卧》)

脾主升清，胃主降浊，胃以通为顺，以降为和，若饮食停积，或痰热内停，致胃失和降，而胃络通心，因而出现卧不安。脾胃失和，运化失常，湿浊内停，聚而为痰，痰湿内阻，神不守舍，而致不寐。医家认为饮食不节或嗜食肥甘，聚湿酿痰，痰蕴化而为热，或邪热侵袭人里，灼津炼液成痰。痰热扰动心神而见睡卧不安。若嗜食辛辣，化热生火，导致胃热炽盛，火性炎上而上扰心神，致使心中懊侬而夜卧不宁。由此可见，饮食不节，暴饮暴食，宿食停滞，以致脾胃受损，酿为痰热，壅遏于中，痰热上扰，胃气不和，可致不得安寐。此外，浓茶、咖啡、烟酒之类饮料也是造成不寐的因素。

4.久病不寐

久病之人，素体虚损，日久心气损耗，心神失养，可发为失眠。

"伤寒不得眠"，"少阴不得眠。"(《伤寒论》)

"虚劳虚烦不得眠，酸枣仁汤主之。"(《金匮要略》)

"无邪而不寐者，必营气不足也，营主血，血虚则无以养心，心虚则神不守

舍。""真阴精血不足，阴阳不交，而神有不安其室耳。"（《景岳全书·不寐》）

"老者之气血衰、其肌肉枯，气道涩，五脏之气相搏，其营气衰少而卫气内伐，故昼不精，夜不瞑。"（《灵枢·营卫生会》）

"虽复病后仍不得眠者，阴气未复于本故也。"（《外台秘要》卷一《伤寒不得眠方四首》）

"年高人阳衰不寐。"（《证治要决》）

老年人脏腑虚衰，精虚血少，肾阴阳两虚及髓海脑神失养是老年失眠的主要病机基础。久病阴血日渐耗损，心神失养则不得眠。由此可见体虚指久病体虚、年迈体虚及素体阴虚。久病血虚，年迈血少，均可引起心血不足，心失所养，心神不安而不寐。亦可因年迈体虚，阴阳亏虚而致不寐。若素体阴虚，兼因房劳过度，肾阴耗伤，阴衰于下，不能上奉于心，水火不济，心神失交，心火独亢，火盛神动而不得眠。这些条文对后世诊治失眠证影响深远。众多文献显示，与失眠密切相关的疾病主要有虚劳、热病等，病位涉及心、肝、脾、肾等脏。

5.体质因素

体质不同，失眠分型亦有差别。

"有体素盛，偶为痰火所致不得眠者，宜先用滚痰丸，次用安神丸、清心、凉膈之类。有体素弱，或因过劳，或因病后，此为不足，宜用养血安神之类。"（《古今医统正脉全书》）

此处"体素盛""体素弱"均是指体质类型。中医对体质与不寐的关系认识发端很早，《灵枢·大惑论》已经就不寐与多寐的体质因素展开论述。清代医家认为，多思、体丰之人和素体阳虚等与不寐的发生有一定的关系。肾阳虚衰是心肾不交主要的病因病机，素体阳衰，易致内伤，所以阳虚体质的人可发不寐。形体壮实，多抑郁的女性易发失眠。目前针对体质与不寐的研究还处于初步阶段，研究方向主要集中在体质与人体的昼夜节律和不寐相关因素与体质相关性两方面。

二、病机

失眠病理变化总属阳不入阴、阴阳失交。《灵枢·寒热病》曰："阳跷、阴跷，阴阳相交，阳入阴，阴出阳，交于目锐眦。阳气盛则瞋目，阴气盛则瞑目。"即在病理情况下，任何因素使阳气失去正常运行，阴阳跷脉失去协调，从而使阳不交阴,都会引发失眠。正如《灵枢·大惑论》所云:"卫气不得入于阴,常留于阳……故目不瞑。"此后,历代医家受《内经》影响,多从"营卫失和,阳不入阴"角度认识失眠病机。

第三节　失眠与五脏的关系

失眠病位在心,与肺、肝、脾、肾及胃等诸脏腑相关。《素问·病能》曰:"人有卧而有所不安者,何也? 脏有所伤及,精有所之寄,则安。故人不能悬其病也"。血之来源,由水谷精微所化,上奉于心,则心得所养;受藏于肝,则肝体柔和;统摄于脾,则生化不息。以上过程调节有度,化而为精,内藏于肾,肾精上承于心,心气下交于肾,阴精内守,卫阳护于外,阴阳协调,则神志安宁。

一、失眠病位在心

心藏神,失眠作为人体的生命活动,是"神"的体现。人的精神意识思维活动,分属五脏,但主要由心来统摄,称之为"心神",故心为神之主,神安则寐。

"心者,君主之官,神明出焉。心为一身之主,禀虚灵而含造化,具一理而万机,脏腑百骸,唯所是命,聪明智慧,莫不由之,故曰神明出焉。"(《类经·藏象类》)

"心神不安,则生不寐。"(《素问·六节藏象论》)

"寐主乎阴,神其主也,神安则寐,神不安则不寐。"(《景岳全书·不寐》)

"寤则神栖于目,寐则神栖于心。"(《老老恒言》)

不寐病位在心,病机从虚实可分为心神失养和心神不安两大类。五志过极,七情内伤五脏,郁以化火,火热扰心,则神明不安、心神失宁,而致不寐。脏腑的盛衰虚实变化、劳逸失度、外伤等耗伤气血,或外邪侵袭五脏,均可致阴阳失和,气血不调,血脉不充,导致心失所养而卧不得寐。心神失养,神魂无主,亦致不寐。

二、失眠与肝胆相关

肝主疏泄,调畅气机,有助于调和营卫之气;肝藏血,能制约肝阳,肝疏泄功能正常，则气机调畅，津血运行通利，使心神有所藏，故能维持睡眠节律正常。

"气郁既久，则肝气不舒，肝气不舒，则肝血必耗，肝血既耗，则木中之血上不能润于心则不寐。"（《辨证论·不寐门》）

"肝病不寐者，肝藏魂……若浮阳于外，魂不入肝，则不寐。"（《血证论·卧寐》）

肝胆互为表里，肝主谋虑，胆主决断。肝之藏血充足，疏泄有序，气机升降正常，情志舒畅，则心神安宁，睡眠正常。病理情况下，若肝之藏血不足，不能上奉与心，以致心肝血虚，血不养心；或肝阴不足，肝气郁结，以致心阴不足，气机不畅而心神不宁；或肝气郁结，气郁化火，火扰心神；或肝之疏泄功能失常，肝气犯胃，导致胃的受纳腐熟功能失常，纳谷不消，宿食内停；或肝胆湿热内蕴，热扰心神；或心胆虚怯，心虚则心神不安，胆虚则善惊易恐，多种原因都可导致失眠。胆虚决断无权，以致动摇心神，"不正则不明"，不寐乃作。虚者表现在胆气不足，胆气连于心，胆气虚弱，决断无权，累及心神，故善惊易恐，夜寐不宁。

三、失眠与脾胃相关

古人认为寐的条件有三：气血盛、营卫调、心神安。而脾胃功能的正常运行是保证三者正常的条件。

"壮者之气血盛，其肌肉滑，气道通，营卫之行不失其常，故昼精而夜暝。"（《灵枢·营卫生会》）

"思虑伤脾，脾血亏损，经年不寐。"（《类证治裁·不寐》）

"今人有过于饱食或病胀满者，卧必不安。"（《类经·不得卧》）

"脉滑数有力不眠者，中有宿食痰火，此为胃不合则卧不安也。"（《张氏医通》）

"有胃不和则卧不安者，胃中胀闷疼痛，此食积也，保和汤主之。"（《医学心悟》）

早在《黄帝内经》中就有"胃不和则卧不安"的著名论断，认为脾胃功能失常，引起营卫化生不足或枢机不利，而卫气运行失常是失眠发生的病机所在。脾胃运化功能正常，气血充盛，则营卫之气能循其常道，阴阳调和，而夜寐能安。若脾弱化源不足而气血亏虚，心失所养，神失所藏而发不寐。

四、失眠与肾相关

肾与心关系密切。心神与肾精相互为用，心藏神，肾藏精，精是神的物质基础，神是精的外在表现，两者相互为用。另一方面，心火与肾水相互制约，心火下降于肾，资助肾阳以温煦肾阴，使肾水不寒；而肾水上济于心，资助心阴，抑制心阳，使心火不旺，水火相济，以安其神。

"凡乎水火既济，全在阴精上承，以安其神；阳气下藏，以安其志。不然，则神摇不安于内，阳气散于外；志惑于中，阴精走于下。"（《推求师意·杂病门·怖》）

"肾藏精，精舍志。"《灵枢·本神》

"夫不得卧，卧则喘者，是水气之客也，夫水者循津液而流也，肾者水脏，主津液，主卧与喘也。"《素问·逆调论》

"诸水病者，不得卧，卧则惊，惊则咳甚也。"《素问·评热病论》

"老人之夜不寐者，何气使然？……老者之气血衰。其肌肉结，气道涩，五脏之气相搏，其营气衰少而卫气内伐，故昼不精，夜不瞑。"（《灵枢·营卫生会》）

肾脏亏虚，肾水不能上济心火，而导致心肾失交。心火独亢于上，有热则扰神明，神明不宁而致失眠。水病所致的不寐，病因均在于肾。精为五志之本，肾主水，主藏精，为一身真阴真阳之所藏，乃"先天之本"，并且有化气利水之功。若肾气不足，水道不利，则真阴真阳不能交通，导致气化失司，水液停聚，阻碍气机运行，上凌心肺，故见喘而不得卧，不得卧则人不得以寐。

五、失眠与肺相关

肺与卫气、心关系密切。肺主气，司呼吸，主宣发肃降。肺主一身之气，包括宣散卫气，卫气的生成和运行，都有赖于肺。此外，肺朝百脉，主治节，可助心行气血，心血调畅，使心有所养，心神得藏，则神定寐安。

"卫气者，昼日行于阳，夜行于阴。若卫气独卫其外，行于阳，不得入于阴，故目不瞑。"（《灵枢·邪客》）

"肺者脏之盖也，肺气盛则脉大，脉大则不得偃卧。"（《素问·病能论》）

"上焦开发，宣五谷味，熏肤、充身、泽毛，若雾露之溉，是谓气。"（《灵枢·决气》）

肺宣发五谷形成卫气。如果肺气不足，无力助脾宣发五谷形成卫气，也无力推动卫气循行，则卫气不足，循行失常。卫气不得入于阴时就会失眠，尤其当邪气客于五脏六腑时，卫气不足以抗衡，被迫行于阳，也无法正常入于阴分营养脏腑，导致心神不潜而失眠。肺主气，主宣散卫气，卫气的正常生成和运行，都有赖于肺朝百脉、主治节，从而助心行血。肺主气，司呼吸，吸入自然界清气，和脾胃化生的水谷精气结合成宗气，而宗气贯心脉行气血。心血得畅，心有所养，心舍稳健，则神志安定。一旦肺气不足或者肺气壅滞，宗气不足，无法贯心脉行气血，心血阻滞，心失所养，神舍不安，则发失眠。

第四节　脏腑辨证

失眠病位在心，由心神失养或心神不安所致，以阳不入阴、阴阳失交为基本病机。其证型主要包括肝火扰心证、痰热扰心证、心脾两虚证、心肾不交证、心胆气虚证、肾阳虚证等。

一、肝火扰心证

症状：不寐多梦，甚则彻夜不眠，急躁易怒，伴有头晕头胀，目赤耳鸣，口干而苦，便秘溲赤；舌红苔黄，脉弦而数。

证机概要：肝郁化火，上扰心神。

治法：疏肝泻火，镇心安神。

二、痰热扰心证

症状：心烦不寐，胸闷脘痞，泛恶嗳气，口苦，头重，目眩；舌偏红苔黄腻，脉滑数。

证机概要：湿食生痰，郁痰生热，扰动心神。

治法：清化痰热，和中安神。

三、心脾两虚证

症状：不寐，多梦易醒，心悸健忘，神疲食少，头晕目眩，四肢倦怠，腹胀便溏，面色少华；舌淡苔薄，脉细无力。

证机概要：脾虚血亏，心神失养，神不安舍。

治法：补益心脾，养血安神。

四、心肾不交证

症状：心烦不寐，入睡困难，心悸多梦，伴头晕目眩，腰膝酸软，潮热盗汗，五心烦热，咽干少津，男子遗精，女子月经不调；舌红少苔，脉细数。

证机概要：肾水亏虚，不能上济于心，心火炽盛，不能下于肾。

治法：滋阴降火，交通心肾。

五、心胆气虚证

症状：不寐，多噩梦，易于惊醒，触事易惊，终日惕惕，胆怯心悸，伴气短自汗，倦怠乏力；舌淡，脉弦细。

证机概要：心胆虚怯，心神失养，神魂不安。

治法：益气镇惊，安神定志。

六、肾阳虚证

症状：腰膝酸冷疼痛，头晕目眩，精神萎靡，畏寒肢冷，下肢尤甚；男子阳痿精冷，女子宫寒不孕；或小便频数清长，夜尿频多；完谷不化，五更泄泻；舌淡胖苔白，脉沉弱。

证机概要：阳气渐虚，阴阳不和，寤寐失调。

治法：补气温阳，潜降安神。

第五节　经络辨证

经络辨证是按照经络循行分布，对病变部位进行辨经，是针灸临床独具特点的辨证方法。因此，其对针灸临床具有重要的指导意义。针灸临床多认为失眠责之于心、脑，与督脉、任脉、阴阳跷脉、手少阴心经及手厥阴心包经、足太阳膀胱经等有关。

一、督脉

督脉总督一身之阳。其行走于身后，沿脊柱而上，手足六阳经均交汇于大椎穴而与督脉贯通；带脉出于十四椎下；阳维脉与督脉交于风府、哑门等穴；

阳跷脉与足三阳经交会。故称督脉为"阳脉之海"，其与各阳经相通，疏通阳经之气血，参与调理全身阳气的消长平衡。且督脉分支与任脉相通，故督脉既主一身之阳气，又络一身之阴气。

督脉与心、脑关系非常密切。"督脉者起于下极之俞，并于脊里，上至风府，入属于脑。"《素问·骨空论》记载督脉"其支者，上额交巅上，入络脑"，说明督脉与脑有着直接或间接的关系。《素问·骨空论》又载"其少腹直上者，贯脐中央，上贯心"，说明其与心有直接联系。且督脉及其络脉与足太阳膀胱经有同行及相通者，脏腑功能活动通过足太阳膀胱经背部腧穴受督脉经气的支配，对脏腑功能活动发挥调节作用。

二、任脉

任脉统任诸阴。人之一身，腹为阴，背为阳；前为阴，后为阳。任脉起于小腹内，行走于身前，六阴经均在胸腹部与任脉贯通；冲脉与任脉同出一源并交会于会阴、阴交；阴跷脉与冲脉交会；阴维脉与任脉交会于天突、廉泉等穴。故称任脉为"阴脉之海"。任脉与督脉交会于龈交穴，借督脉与脑相连。且膻中是心包募穴，中极、关元是任脉与足三阴经交会穴，曲骨是任脉与足厥阴经交会穴，下脘是任脉与足太阴经交会穴，它们本身均有调节五脏的功效。

三、阴阳跷脉

阴跷脉、阳跷脉是足少阴经、足太阳经的分支。《灵枢·脉度》载："（阴）跷脉者，少阴之别，起于然谷之后，上内踝之上，直上循阴股，入阴，上循胸里，入缺盆，上出人迎之前，入頄，属目内眦，合于太阳、阳跷而上行。"《奇经八脉考》："阳跷者，足太阳之别脉，其脉起于跟中，出于外踝下足太阳申脉穴……会任脉于承泣，至目内眦，于手足太阳、足阳明、阴跷五脉会于睛明穴。"阴阳跷脉交会于目内眦，其脉气濡养眼目，利于目之开合，调节人体睡眠。《灵枢·寒热病》曰："阳气盛则瞋目，阴气盛则瞑目。"《灵枢·脉度》又曰："（阴）跷脉者……气并相还则为濡目，气不荣则目不合。"说明阴阳跷脉的盛衰，对人体睡眠有调控作用。阳跷脉盛，主目张而不欲睡；阴跷脉盛，主目闭而欲睡。

四、手少阴心经及手厥阴心包经

手少阴心经与心、脑、目密切相关。《灵枢·经脉》载："心手少阴之脉，起于心中，出属心系……其支者，从心系，上挟咽，系目系。"心经经气可循经上行于头，联结于眼后，内连于脑的组织。其络脉"循经入于心中，系舌本，属目系"，其经别"别入于渊腋两筋之间，属于心，上走喉咙，出于面，合目内眦。"

手厥阴心包经"起于胸中，出属心包，下膈，历络三焦"，心包为心之外围，代君受邪，替心行令。其"是动则病……胸胁支满，心中澹澹大动……喜笑不休"，"是主所生病者，烦心，心痛"。本经腧穴主治心、神志疾病。

五、足太阳膀胱经

足太阳膀胱经是循行路径最长、联系脏腑组织最多的经脉，与脑神、督脉、五脏俞关系密切。足太阳膀胱经"从颠入络脑，还出别下项"，说明其循行入属于脑，与脑神密切相关。《难经·二十八难》中描述"督脉者，起于下极之俞，并于脊里，上至风府，入属于脑，上巅循额，至鼻柱"。可见，督脉其经脉中有与膀胱经并行者，有分支与其相通，经别则"入贯膂"深入到脊柱两旁，与膀胱经相通。五脏俞均位于膀胱经背腰部第一侧线。失眠病位在心，与肝、脾、肺、肾密切相关，五脏功能失调均可导致不寐的发生。取膀胱经五脏俞穴，以调五脏神法治疗失眠，可舒五脏之气，开五脏之郁，泻五脏之火，安五脏之志，调五脏之神。

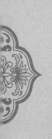

第三章
西医学对失眠的认识

第一节 发病机制

一、睡眠的分期、结构

长期以来，人们认为睡眠是一种平静、单一、被动的状态，是大脑在休息。但是，这种认识与事实不符。1913年，Henri Pieron曾发表有关睡眠问题的专著，指出睡眠是一种周期性需要的状态。在睡眠状态下，脑并非完全休息，而是以另一种方式在活动。事实上，"睡眠-觉醒"的周期性，是人体的一种主动过程。1935年，Loomis及其同事依据脑电图，检测出睡眠包含几个不同的阶段，每个阶段也各有其自身的脑电活动特征。1953年，Aserinsky及Kleitman发现，睡眠过程中会周期性地出现眼球的快速运动，而此时脑电波的表现有异于其他睡眠阶段，这就是快速眼动睡眠（rapid eye movement，REM）。其他的睡眠阶段，则属于非快速眼动睡眠（non-rapid eye movement，N-REM），而且他们发现N-REM包括Ⅰ、Ⅱ、Ⅲ、Ⅳ几个分期（图1）。由此，人们渐渐认识到失眠是一种复杂的状态，包含着周而复始的不同阶段。从觉醒经过阶段Ⅰ、Ⅱ、Ⅲ、Ⅳ，又倒回阶段Ⅲ、Ⅱ、Ⅰ，这种循环大约维持90~120分钟，随后是一段时间的REM，再之后，则会重复进行上述阶段。在7~8个小时的睡眠中，我们大约经历5次这样的循环。这种模式会存在较小的变异，而且有些人会不时地跳过某个阶段，但是他们的睡眠还是具有一种节律或模式存在的。

在现代睡眠研究中，很多学者采用"睡眠结构"一词描述睡眠的各个阶段及其相互关系。入睡后90分钟左右出现REM爆发，随后平均每90分钟出现一次（时间在70~90分钟内变动）。随着夜晚时间的推移，REM睡眠也逐渐延长，甚至达到每次持续2个小时。因此，睡7.5小时的成人通常有1.5~2小时的REM睡眠。研究发现，在REM睡眠中，血流量上升，新陈代谢率提高，神经细胞的自动放电超出觉醒水平，肾排尿量降低，但浓度提高。

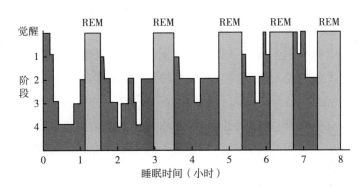

图1 人们整个晚上睡眠过程的REM睡眠、N–REM睡眠模式及N–REM的四个阶段

（采自：Some Must Watch While Others Must Sleep，by William C. Doment. Copyright ©1972，1974，1976 by William C. Doment and the Stanford Alumni Association.）

二、睡眠与觉醒的关系

睡眠与觉醒是人体所处的两种不同状态，两者昼夜交替而形成"睡眠－觉醒"周期。在觉醒状态下，人们进行各种体力和脑力劳动，而睡眠则使精力和体力得到恢复，还能够增强免疫、促进生长发育、增进学习记忆能力、稳定情绪。

研究者曾经认为，觉醒的产生和维持是大脑皮质不断接受感觉传入的结果。当感觉传入暂停或者因疲劳而活动减缓，人们则会进入被动睡眠过程。后来发现，脑内有许多部位和投射纤维参与觉醒和睡眠的调控，形成促觉醒和促睡眠两个系统。两个系统相互作用、相互制约而形成复杂的神经网络，这种神经网络调节"睡眠－觉醒"周期和睡眠不同状态的相互传化。

三、睡眠与觉醒的神经结构基础

睡眠与觉醒之间的转换、交替在体内存在着一定的神经结构基础。正是这些结构相互协调，完成着睡眠与觉醒的生物节律性。其主要包括：由特异性上行投射系统、非特异性上行投射系统组成的觉醒维持体系；以上行抑制系统为主的促睡眠体系；丘脑网状核、杏仁核簇及下丘脑等其他次要的调节结构。

1.觉醒维持体系

特异性上行投射系统，特指由传递头面部感觉的三叉丘系、肢体浅感觉的脊髓丘系、肢体深感觉的内侧丘系、传递听觉的外侧丘系、传导视觉和内脏感觉的传导束构成的感觉系统。这些纤维都经过丘脑换元，最终会投射到大脑皮层的特定感觉中枢，产生特异性的感觉。这些感觉刺激大脑，提高着神经系统的兴奋性，对觉醒的维持起到一定作用。

非特异性上行投射系统，是指位于脑干内部，由白质和灰质相互交错混杂的，从颈髓向上延伸至丘脑的网状结构。主要包括延髓的中央部位、桥脑的被盖和中脑的一部分。各部分通过神经纤维相互联络，并经过多次换元到达下丘脑的乳头体和丘脑底部，这些间脑结构弥散地投射到大脑皮层上，但并不产生特异的感觉，故定义为非特异性投射系统。其主要功能是维持和改变大脑皮质的兴奋状态，具有上行唤醒作用。

觉醒状态的维持，依赖于特异性上行投射系统及非特异性上行投射系统的共同作用，相对而言，非特异性上行投射系统可能起到更加重要的作用。19世纪中叶，多位科学家的相关实验充分地阐释了二者的关系。我们可以得到如下实验现象：①当切断特异性传导系统上行纤维，而保留非特异性投射系统上行通路时，可以观察到稳定的觉醒状态；②给予嗜睡动物网状结构适当的电刺激，随即可产生觉醒状态。通过前者，我们可以得知单纯的网状结构即可维持觉醒状态。而后者告诉我们，觉醒状态与网状结构的兴奋性成正相关。这样的现象提示我们，非特异性投射系统在觉醒中可能起着更重要的作用，具有比较明确的控制能力。

在随后的针对性实验中，这种想法得到了进一步的验证。研究发现，当单纯破坏中脑网状结构的头端，而完好的保留特异性传导束时，动物处于昏睡状态，且无论多大强度的特异性刺激，均无法产生觉醒；而切断特异性上行传导纤维，同时完好保留网状结构及其所属的上行联络纤维时，实验动物可得到较稳定的睡眠状态。由此得到了这样的结论：网状结构在觉醒状态中起着更重要的作用。

总体上，特异性上行投射系统和非特异性上行投射系统在协同促进觉醒状态时，主要通过的调节通路为特异性的感觉，通过其投射纤维的侧支间接联络网状结构，或是经过脊髓网状束直接与网状结构相联络，然后神经冲动再由网状结构传递至丘脑，丘脑将信号广泛地投射到大脑皮层，从而实现皮层神经中枢的兴奋性提高，即实现了对觉醒状态的维持。

2. 促睡眠体系

上行抑制系统是促睡眠体系的核心，存在于脑桥中央水平与延髓尾端之间中线区域，具体结构包括中缝核、孤束核、蓝斑核及网状结构背内侧的神经核团。这些结构所发出的联络纤维与网状结构相联系，产生负向的抑制作用，降低网状结构向上投射作用。

中缝核为脑干中富含5-羟色胺（5-hydroxytry ptamine，5-HT）能神经元的聚集区，由于该核团内部的5-HT亚受体分布差异，所以其内部功能不完全一致。中缝核头部与孤束核、临近的网状结构神经元共同诱导慢波睡眠，而其尾部主要作用于快波睡眠。中缝核及其协同核团由于长时间的觉醒状态，出现兴奋性增高，其反射性地调低觉醒状态进而促使睡眠的产生。蓝斑为脑干中富含去甲肾上腺素能神经元的结构，神经元轴突通过上行纤维，与间脑、大脑皮质相联系，主要功能为调控快波睡眠，但其内部具体功能也不尽相同。脑桥中的蓝斑神经元可抑制快波睡眠的出现，而富含胆碱能神经元的蓝斑下核，则可以促进快波睡眠的产生。蓝斑核不仅有上行联系，而且发出下行纤维与延髓，再通过网状脊髓束向下终止于脊髓前脚运动神经元，并起到抑制作用。当蓝斑下核兴奋时，快波睡眠产生，同时向脊髓传递抑制性兴奋信号。因此，快波睡眠时期肌肉会在慢波睡眠基础性上进一步下降、松弛，呈现肌张力完全消失的状态。

3. 其他睡眠调节结构

丘脑网状核、杏仁核簇及下丘脑同时具有促进或抑制睡眠的作用。这些功能的变化通过与神经递质、细胞因子等诸多因素相关联，从而实现其对睡眠的调节作用。组织学研究发现，脑内源于皮层的神经纤维与丘脑网状核联络，形成丘脑至皮层的投射纤维。实验证明，丘脑网状核参与睡眠觉醒调节的途径，是通过提高环磷鸟嘌呤核苷水平而促进觉醒，并抑制慢波睡眠。杏仁核簇也同样增加环磷鸟嘌呤核苷的水平而促进觉醒，但它会同时导致慢波睡眠和总睡眠时间的减少。除此之外，丘脑尚富含 γ-氨基丁酸（ γ-aminobutyric acid，GABA）能神经元。近期研究表明，该神经元在丘脑与大脑的联络之间起到了门控作用，这种门控机构能阻断丘脑与大脑皮层之间的传导，占大脑抑制效应的70%。

下丘脑腹外侧视前区也可以在慢波睡眠中起着重要的作用，当其遭到破坏后，动物会处于持续性觉醒状态。另一实验则证明，下丘脑腹外侧视前区神经元的电活动增加能够直接产生非快速眼动睡眠的增加，且并不对快速眼动睡眠产生影响。但是，下丘脑腹外侧视前区在维持正常觉醒中亦起着决定性作用。

四、调节觉醒与睡眠的内源性物质

目前已知的调节觉醒与睡眠的内源性物质有几十种，以下介绍几种主要的内源性促眠物质。

1.腺苷

脑内腺苷的含量随脑组织代谢水平的不同而发生变化，在觉醒时腺苷的含量随着觉醒时间的延长而升高，高水平的腺苷可促进 N-REM 睡眠，而在睡眠期其含量随睡眠时间的延长而降低，由此引发觉醒。研究表明，咖啡因促进觉醒的机制是通过阻断腺苷受体而实现的。

2.前列腺素 D_2

前列腺素 D_2（Prostaglandin D_2，PGD_2）是重要的内源性促眠物质，它是由前列腺素 H_2（Prostaglandin H_2，PGH_2）经前列腺素 D（Prostaglandin D，PGD）合成酶的作用而形成。抑制 PGD 合成酶可导致睡眠减少。PGD_2 在脑脊液中的浓度，呈日节律变化，与"睡眠–觉醒"周期一致，可随着剥夺睡眠时间的延长而出现增高。此外，PGD_2 还可以通过影响腺苷的释放而促进睡眠。

3.生长激素

生长激素的释放发生于 N-REM 睡眠时相，因此 N-REM 睡眠具有促进生长和体力恢复的作用。生长激素的释放能够增强脑电的慢波活动，促进 N-REM 睡眠。生长激素释放激素和生长抑素不仅通过影响生长激素的释放而参与睡眠的调节，也能直接影响睡眠。

4.其他

此外还有一些细胞因子也参与睡眠的调节，例如白细胞介素–1、干扰素和肿瘤坏死因子可增加 N-REM 睡眠。

五、失眠的诱因

失眠产生与精神心理异常、躯体症状、环境、饮食药物、大脑弥散性病变等原因相关。

1. 精神心理

由于精神紧张、焦虑、恐惧、兴奋等，或者是由于患者过分地关注睡眠问题可以引起失眠，一般称为原发性或习得性失眠，主要表现为入睡困难及易醒。

2. 躯体症状

各种躯体疾病引起的疼痛、瘙痒、呼吸不畅、喘息、咳嗽、尿频、恶心、呕吐、腹胀、腹泻、心悸等，均可以引起入睡困难和睡眠不深。

3. 环境因素

由于生活工作环境的改变，或者初到异乡、处在不习惯的环境中所引起的失眠，这种失眠一般呈阶段性。

4. 饮食药物因素

如饮浓茶咖啡，或由于服用利血平、苯丙胺、甲状腺素、咖啡碱、氨茶碱等药物，可以引起失眠。在非长期服用的情况下，失眠通常在停服后即可消失。

5. 大脑弥散性病变

如慢性中毒、内分泌疾病、营养代谢障碍、脑动脉硬化等各种因素引起的大脑弥散性病变出现时，失眠经常是早期的症状之一。这类患者通常表现为睡眠时间减少、间断易醒、深睡期消失，病情加重时可以出现嗜睡及意识障碍。

六、病理机制

1. 下丘脑－垂体－肾上腺轴功能失调

失眠患者通常会伴有下丘脑－垂体－肾上腺轴的功能失调，其具体表现为促肾上腺素释放激素和皮质醇的分泌增加，而皮质醇对睡眠的影响，是通过调节促肾上腺素释放激素的分泌来实现的。

在正常的睡眠周期当中，高浓度的皮质醇水平会降低睡眠效率、扰乱睡眠，而浓度降低时，相应的慢波睡眠会增加，这通常意味着睡眠质量的提高。在正常的睡眠过程中，夜间睡眠的上半夜，促肾上腺素释放激素浓度最低，而后逐渐升高，至清晨醒来时达到最高点。促肾上腺素释放激素通过垂体，促进促肾上腺皮质激素的分泌，而促肾上腺皮质激素紧接着作用于肾上腺，分泌皮质醇。在人体正常的反馈机制下，高浓度的皮质醇和促肾上腺皮质激素可以抑制促肾上腺素释放激素的分泌。因此，在正常情况下，身体能通过这样的调节机制，使血液中促肾上腺素释放激素、促肾上腺皮质激素及皮质醇的含量得到控制。

但是，处于压力过重、生活节奏紧张、长期失眠、慢性应激状态下的人，会激活杏仁核，从而激活下丘脑-垂体-肾上腺轴，增加皮质醇的分泌。与此同时，应激状态还可以引起精氨酸加压素系统的过度活化，进而引起下丘脑-垂体-肾上腺轴的活化，从而影响睡眠。

此外，精氨酸加压素系统还能加强促肾上腺皮质激素和皮质醇的分泌，这些过程中，升高的皮质醇会激活杏仁核等下丘脑外的糖皮质激素受体，糖皮质激素受体又能够给予垂体正反馈，致使促肾上腺素释放激素的分泌增多，由此形成了一种恶性循环。于是，皮质醇长期处于高值状态，继而引发慢性失眠。

2.迷走神经张力变化

迷走神经张力的变化与睡眠质量、嗜睡、疲劳现象相关，并且可能是导致失眠的原因之一。研究表明，迷走神经张力较弱的儿童，在睡眠过程中，自我睡眠报告和睡眠活动记录仪测量的结果往往更差。

失眠主要是由于交感神经活性增高造成的自主神经功能紊乱。通过阻断通往头颈等处的交感神经节前纤维，能够调节交感-迷走神经的平衡，进而改善失眠所造成的自主神经功能紊乱。

3.褪黑素系统功能下降

褪黑素（melatonin，MT），又称为褪黑激素、松果体素，是由哺乳动物的松果体产生的一种胺类激素，由5-HT衍生而来，具有镇静催眠和调节睡眠觉醒周期的作用。MT在外界光线的调控下，能够激活两种G蛋白偶联膜受体MT1和MT2，这两种受体能够抑制视交叉上核神经元的代谢，引起昼夜节律互相转换，从而维持正常的昼夜节律和睡眠周期。

在光神经的控制下，松果体在可以由色氨酸转化成5-羟色氨酸（5-hydroxytryptophan，5-HTP），进一步转化成5-HT。在N-乙酰基转移酶的作用下，5-HT可以转化成N-乙酰基-5-HT，最后合成褪黑激素，从而使褪黑激素在体内的含量呈昼夜性的节律改变。褪黑素的分泌与光照有关，光照信息通过视网膜和视神经传递到视交叉上，可以抑制褪黑素的分泌。而在夜间，光照减弱，褪黑素分泌水平则会增高。

夜间褪黑激素的分泌量是白天分泌的5~10倍，在夜晚降临后开始升高，一般凌晨2：00~3：00达到峰值，后逐渐下降直至清醒。夜间褪黑素水平的高低，可以直接影响睡眠的质量。此外，交感神经紧张性提高可以导致松果体素分泌节律紊乱，从而影响松果体在一昼夜中的MT分泌节律，影响机体的睡眠与觉醒。

4.炎性反应因子的影响

临床发现，炎性反应过程通常会伴有睡眠障碍的发生。因此，研究者们推测，某些炎性反应因子可能与睡眠调节相关。研究发现，肿瘤坏死因子-α（tumor necrosis factor-α，TNF-α）、白介素-1（interleukin-1，IL-1）、IL-8、IL-12、IL-18等炎性因子，与睡眠的发生相关。而IL-4、IL-10、IL-13等炎性因子，可能会对慢波睡眠造成影响，甚至引起失眠。

在睡眠开始时，TNF-α、IL-1水平最高，其表达可伴随睡眠周期发生节律性变化。变化的产生，可能是上述炎性因子的反应区域，与大脑中调节睡眠节律的区域相同而导致的。TNF-α和IL-1能够通过延长N-REM来影响睡眠，但对REM影响较小。此外，有研究表明，下午至睡前，患者体内IL-6水平明显升高，IL-6水平与主观睡眠质量及NREM呈负相关，与觉醒时间呈正相关。

5.中枢神经递质的紊乱

多种神经递质参与了睡眠与觉醒生理周期的调控，例如5-HT、去甲肾上腺素和多巴胺。

5-HT是一种重要的中枢神经递质，能够参与多种行为、情绪活动和睡眠的调节，在睡眠-觉醒周期中起到重要作用，其主要分布在脑干背侧中线附近的中缝核等处，多呈抑制效应。研究表明，脑干中的5-HT有利于维持慢波睡眠，这有利于疲劳的恢复。1969年Jouvet和Koella分别提出了5-HT致眠学。之后也有大量研究表明：5-HT作为脑内重要的单胺类神经递质，在改善失眠症状上的作用不可替代。

去甲肾上腺素、多巴胺也与睡眠觉醒相关。一般认为，多巴胺系统与睡眠觉醒相关，而去甲肾上腺素系统与觉醒的脑电维持相关。1971年，King发现在抑制脑内酪氨酸羟化酶后，脑内去甲肾上腺素含量减少，同时REM睡眠相应增加。觉醒状态的维持，不仅与蓝斑核前端的NE神经元相关，同时可能还与中缝核前端的5-HT神经元有关，两者存在相互抑制的作用。

多巴胺主要分布在大脑黑质和下丘脑处，与睡眠觉醒、躯体运动及内分泌相关。一般认为，脑内多巴胺神经元的兴奋会导致睡眠觉醒。某些精神运动兴奋药物，比如苯丙胺和哌甲酯等，均可引起觉醒延长并产生强烈的代偿性睡眠。这些药物，便是通过增加突触间隙多巴胺、去甲肾上腺素的浓度，起到兴奋作用。而促进觉醒的精神运动兴奋剂引起的觉醒效应，则主要是通过强化突触的多巴胺传递，易化突触后多巴胺受体功能而产生。由此可见，多巴胺在觉醒状态中起着极其重要的作用。

6.边缘–皮质系统环路的功能或结构异常

慢性失眠涉及前额叶、前扣带回、杏仁核、海马、丘脑等的脑区。在清醒时，上述脑区的代谢功能活动相对减弱，而在睡眠期则相对增强，这与失眠的高觉醒神经认知模型和神经生物学模型的研究结论一致。这些脑区组成的边缘–皮质系统环路，与认知功能，比如学习、记忆、不良情绪等密切相关。长期处于觉醒状态或入睡功能减弱的患者，可能存在边缘–皮质系统环路的认知负荷调节失调，具体表现为相应脑区在睡前过多地处理不良信息，从而参与了失眠的形成。

慢性失眠患者长期积累的不良经历和相关记忆，甚至包括失眠本身的经历，会与其他不良情绪相互作用，反复刺激脑区，加上与之有关的边缘–皮质系统环路的功能或结构异常，这构成了失眠的心理神经生物学机制。

第二节　诊治流程

一、诊断标准

失眠一般是从睡眠–觉醒时间、是否有入睡困难和日间功能障碍以及症状持续时间来进行诊断，但需排除一些特有因素造成的失眠以及是否存在基础疾病或精神类疾病。DSM-Ⅴ、ICSD-3、ICD-10及CCMD-4等对失眠均有详细的诊断标准，其在结构和内容上有所区别。

1. DSM-Ⅴ失眠诊断标准

A.主诉对睡眠数量或质量的不满，伴有下列相关症状。

1）起始睡眠困难（儿童可以表现为在没有照料者的干预下入睡困难）。

2）维持睡眠困难，其特征表现为频繁地觉醒或醒后再入睡困难（儿童可以表现为在没有照料者的干预下再入睡困难）。

3）早醒且无法再入睡。

B.睡眠紊乱引起有临床意义的痛苦，或导致社交、职业、教育、学业、行为或其他重要功能的损害。

C.每周睡眠困难次数≥3次。

D.睡眠困难存在时间≥3个月。

E.尽管有充足的睡眠机会，仍出现睡眠困难。

F.失眠不能更好地用另一种"睡眠–觉醒"障碍来解释，也不仅仅出现在另一种"睡眠–觉醒"障碍的病程中（例如发作性睡病、与呼吸相关的睡眠障碍、昼夜节律睡眠–觉醒障碍、睡眠异态等）。

G.失眠不能归因于某种物质的生理效应（例如滥用的毒品、药物或饮用大量兴奋性饮料等）。

H.共存的精神障碍和躯体状况不能充分解释失眠的主诉。

2. ICSD–3失眠诊断标准

必须同时满足A~F项标准。

A.患者主诉，或由患者家长或照护者观察到，存在以下一条或多条睡眠异常症状。

1）睡眠起始困难。

2）睡眠维持困难。

3）比期望的时间早醒。

4）在适当的作息时间拒绝就寝。

5）无父母或照护者干预时，入睡困难。

B.患者主诉，或家长或照护者发现，存在以下一项或多项与夜间睡眠困难相关的症状。

1）疲劳或全身不适感。

2）注意力不集中或记忆障碍。

3）社会、家庭、职业功能受损，或学业表现下降。

4）情绪不稳/易激惹。

5）白天嗜睡。

6）行为问题（如多动、冲动、攻击性行为）。

7）积极性、精力或体力下降。

3）增加发生错误/事故的倾向。

9）因过度关注睡眠而焦虑不安。

C.睡眠/觉醒困难主诉不能单纯以睡眠机会不充足（如分配了充足的睡眠时间）或睡眠环境不佳（如环境安全、黑暗、安静、舒适）来解释。

D.睡眠紊乱和相关日间症状出现每周≥3次。

E.睡眠紊乱和相关日间症状持续时间≥3个月。

F.睡眠紊乱和相关日间症状不能由其他类型睡眠障碍解释。

3.ICD-10失眠诊断标准

A.存在入睡困难、睡眠维持困难或早醒。

B.睡眠紊乱每周≥3次，持续时间≥1个月。

C.日夜专注于失眠，过分担心失眠的后果；睡眠量/质的不满意引起了明显的苦恼或影响了社会和职业功能。持续时间≥1个月。

4.CCMD-4失眠诊断标准

A.症状标准：几乎以失眠为唯一的症状，包括难以入睡、睡眠不深、多梦、早醒、醒后不易入睡、醒后不适感、疲乏、白天困倦等；具有失眠和极度关注失眠结果的忧虑心情。

B.严重标准：对睡眠数量、质量的不满引起明显的苦恼或社会功能受损。

C.病程标准：每周发生睡眠障碍≥3次，持续时间≥1个月。

D.排除标准：排除躯体疾病或精神障碍症状导致的继发性失眠。

E.说明：如果失眠是某种躯体疾病或精神障碍（如神经衰弱、抑郁症）症状的一个组成部分，不能诊断为失眠。

二、特殊类型失眠特征

特殊类型的失眠是一类临床上区别于一般失眠，存在生理、心理、遗传等因素，继而表现为失眠症状的一类疾病。虽然这些特殊类型的失眠各有特点，但临床上很难真正地将它们截然区分，因为常常会作为伴随症状同时发生。

1.心理生理性失眠

其特点是觉醒程度提高，形成的阻睡联想导致失眠。此类患者通常在自家的睡眠环境内很难入睡，但是更换到陌生睡眠环境后或不关注入睡时反而容易入睡。同时存在对睡眠过分关注、担忧，认知和躯体觉醒水平增高的情况。

2.特发性失眠

其特点为自婴儿或儿童时期起即出现长期入睡困难。目前认为此病无明显诱因，在婴儿期或儿童期起病，症状终生持续，无缓解期。考虑发病早、稳定、终身病程，认为本病存在遗传决定因素，或大脑的睡眠-觉醒系统存在认知失常。尚未发现与此观点一致的基因标志物或神经系统病理改变。

3.矛盾性失眠

其又称为睡眠状态感知错误。患者诉说的睡眠紊乱的严重程度与客观检查记录的睡眠紊乱程度不一致。这种类型的失眠患者有严重低估自己的实际睡眠时间的倾向。尽管标准多导睡眠监测显示患者睡眠结构大致正常，但仍然抱怨存在其他类型失眠障碍常见的睡眠/觉醒症状。一些应用神经成像或睡眠脑电图光谱分析技术的研究提示患者睡眠/觉醒调控系统有改变，该发现可能解释主观睡眠感觉和客观睡眠检查不一致的原因。

4.儿童行为性失眠

儿童行为性失眠可能与父母或照护者对儿童的睡眠训练或环境限制不佳有关。其有如下三个亚型：入睡关联型，儿童需特定刺激、物品、环境方可启动睡眠或者醒来后再次入睡，否则难以启动睡眠；环境限制型，因照护者提供的环境限制不当导致儿童就寝时间延迟和拒绝入睡；混合型，特点为儿童睡眠启动困难和拒绝上床。

三、鉴别诊断

1.正常的睡眠变异

正常的睡眠时间因人而异，有些个体需要很少的睡眠，例如"短睡眠者"。但此类患者有可能对于较短的睡眠时间产生焦虑。短睡眠者中有失眠的个体，通常没有入睡困难和维持睡眠困难，也没有特征性的日间症状（例如疲乏、专注力下降、易激惹等）。然而，一些短睡眠者可能希望或试图通过延长卧床时间来增加睡眠时间，可能造成失眠样的睡眠模式。

2.情境或急性失眠

情境或急性失眠是指失眠持续数天至数周，经常与患者生活事件或睡眠时间表的改变有关。这些急性或短期的失眠症状也可能会产生显著痛苦，如妨碍社交、个人和职业功能等。

3.睡眠时相延迟障碍

此类睡眠起始困难，是由于个人内源性昼夜节律比实际需要的睡眠作息时间延迟所致。只要卧床和起床时间明显早于内源性昼夜节律，导致不能与内在时相同步，就会出现睡眠起始困难和睡眠时间缩短。然而，一旦在与内源性时相同步的时段内睡眠，此类患者即可恢复正常的入睡时间和睡眠时长。

4.不宁腿综合征

不宁腿综合征常产生睡眠起始和维持困难，但患者急切移动肢体和伴随的各种腿部不适感可与失眠鉴别。需要注意的是，失眠可以与不宁腿综合征共病。只有当失眠的症状与不宁腿综合征的其他症状发生时间相对独立时，或当有效治疗不宁腿综合征后失眠症状仍然持续存在时，才能诊断为失眠。

5.呼吸相关性睡眠障碍

尽管睡眠期间有噪声级鼾声和呼吸暂停以及日间思睡是多数睡眠相关性呼吸障碍的特征，但约50%的患者会报告失眠症状，尤其是女性和老年人，需要明确是否存在共病。

6.其他

发作性睡病和异态睡眠都可伴随失眠主诉，可根据各自的显著特征与失眠鉴别。失眠常见于精神障碍（如焦虑、抑郁障碍）和内科疾病（如慢性疼痛），具体鉴别可根据症状特点区别。精神活性类物质或药物也可诱发失眠，通常存在物质或药物摄入过多的背景，如大量饮用咖啡后导致失眠。

四、睡眠评估技术

1.多导睡眠监测（polysomnography，PSG）

PSG主要用于诊断睡眠呼吸障碍，包括睡眠呼吸暂停综合征、鼾症、上气道阻力综合征，也用于其他睡眠障碍的辅助诊断，如发作性睡病、不宁腿综合征、失眠分类等。在全夜睡眠过程中，PSG连续并同步地描记脑电图、眼电图、颌肌电图、口鼻气流和呼吸动度、心电、血氧、鼾声、肢动、体位等10余项参数指标，全部记录次日由仪器自动分析后再经人工逐项核实。

脑电图、眼电图、颌肌电图、腿动监测等可检测睡眠情况。脑电图：区分睡眠与醒觉，睡眠各个分期及其各期所占比例；眼电图：根据眼球是否运动，区分REM及N-REM；颌肌电图：记录下颌部位由肌肉活动产生的电活动，辅助区分REM及N-REM；腿动监测：监测双侧的胫骨前肌肌电图，准确地判断腿动的次数。

鼻气流、胸部及腹部运动、血氧测定可监测呼吸情况。鼻气流：多用对温度敏感的热敏电阻感知呼出气及吸入气的温差变化，以了解气流的有或无，判断是否发生了睡眠呼吸暂停；胸部及腹部运动：通过胸腹带中的电阻或其他导电物质感受胸腹部活动的存在或消失，来区分中枢或阻塞性睡眠呼吸暂停；血氧测定：通过夹在手指上的传感器持续不断地采集血氧饱和度可以了解整个睡眠过程中缺氧的时间和程度。以上对判断睡眠呼吸暂停综合征病情的轻重、治疗效果评价很有帮助。

心电图可记录整个睡眠过程中心率及心电图波形的改变，用以分析各种心律失常及其他异常波形和呼吸暂停的关系。

2. 多次睡眠潜伏试验（multiple sleep latency test，MSLT）

MSLT通过让患者白天进行一系列的小睡，测试患者能够在多长时间入睡，是定量评价白天嗜睡严重程度最准确的电生理方法。其重复性较好，对失眠等睡眠障碍问题的诊断有一定指导性，主要用于发作性睡病、睡眠呼吸暂停低通气综合征、失眠及不明原因嗜睡患者的疾病诊断及病情评估。

具体检测方法：PSG记录结束后，保留MSLT检查所需电极；MSLT检查前一夜应常规进行的标准PSG监测以观察睡眠情况；MSLT检查在前夜PSG检查结束后1.5~3小时进行第一次小睡检查，之后以每2小时1次的间隔进行，共进行4~5次小睡检查。

主要观察指标：睡眠潜伏期，关灯后到出现任何一帧睡眠时期的时间；入睡始发的REM睡眠，入睡后15分钟内任何时间出现的REM期睡眠。

结果评价：平均睡眠潜伏期时间短于5~6分钟，提示存在病理性思睡；平均睡眠潜伏时间<8分钟，以及≥2次出现入睡始发的REM睡眠现象，提示存在发作性睡病；平均睡眠潜伏期5~10分钟，提示为特发性睡眠增多。

3. 匹兹堡睡眠质量指数量表（Pittsburgh sleep quality index scale，PSQI）

PSQI是使用最为广泛的睡眠障碍评估量表之一，应用于精神疾病、躯体疾病伴发的睡眠障碍、原发性失眠等，主要用来评估睡眠障碍患者最近一个月的睡眠质量。PSQI包括入睡时间及总睡眠时间、失眠症状、打鼾、服药、日间清醒状态等。量表由23个题目构成，分为7个成分，即主观睡眠质量、入睡时间、睡眠时间、睡眠效率、睡眠障碍、催眠药物、日间功能障碍。每个成分按0、1、2、3计分，很好为0分，较好为1分，较差为2分，很差为3分。PSQI分值范围0~21分，总分≥8分者提示存在睡眠质量较差，总分越高提示睡眠质量越差。

4. 失眠严重程度指数量表（insomnia severity index scale，ISI）

ISI用于评估最近两周的失眠严重程度及治疗效果等。其包含5个条目，共7个问题，每项评分均分为无（0）、轻度（1）、中度（2）、重度（3）和非常严重（4）五个等级，总分28分。ISI得分0~7分，提示无临床意义的失眠；8~14

分，提示亚临床失眠；15~21分，提示临床失眠（中度）；22~28分，提示临床失眠（重度）。

5. Leeds睡眠评估问卷

Leeds睡眠评估问卷用于评估患者治疗后当晚的睡眠情况和清晨的行为状况，由入睡情况、睡眠质量、宿睡状态和警觉行为4项因子共10个条目构成。其可靠性及有效性良好，可独立作为评价睡眠质量的工具之一。该问卷用0~100mm视觉模拟评分法，因其对治疗效果的变化很敏感，被欧美国家广泛用于评价药物治疗前后睡眠的改善情况。

五、常规治疗

1.药物治疗

口服镇静催眠类药物起效快，是目前国内外治疗失眠主要的方法。在选择药物之前，要详细了解患者失眠的病因、表现形式、是否存在其他疾患以及是否使用过促眠药物等因素。药物消除半衰期是药物选择的重要依据，通常仅入睡困难者首选短半衰期药，而睡眠维持难或早醒患者首选半衰期较长的药物。当患者感到睡眠得到改善时可考虑停药。常用的减量方法为逐步减少药物量或是将连续服药改为间断服药，不要突然停药以免引起失眠反跳。

药物治疗一般分为4类：艾司唑仑、地西泮、阿普唑仑、氯硝西泮、唑吡坦等苯二氮卓受体激动剂；雷美尔通等褪黑素受体激动剂；阿米替林、曲唑酮、米氮平、氟伏沙明、多塞平、喹硫平、奥氮平等具有镇静作用的抗抑郁药；苏沃雷生等食欲素受体拮抗剂。

（1）苯二氮卓受体激动剂：苯二氮卓类药物能缩短入睡前时间和延长整晚睡眠的总时间。临床上，多根据患者失眠是入睡困难为主，还是维持睡眠困难为主进行选药。有一些速效的，如唑吡坦，舌下含服可快速起效。长效的药物，如氯硝西泮，不推荐用于非顽固性失眠患者，会影响患者第2天的日常生活和工作。该类药物的停药方式，临床上推荐缓慢减药，每两周减25%药量，并结合认知行为疗法进行治疗。这种停药的方式，对慢性的失眠患者特别适合，大多数患者能成功地停掉药物，不再依赖药物。

（2）褪黑素受体激动剂：褪黑素受体激动剂的代表药物有雷美尔通、特斯美尔通等。雷美尔通能通过特异受体介导，发挥调节昼夜节律及促进睡眠的作用，可以缩短入睡时间，但并不能延长整晚睡眠的总时间，故一般用于治疗入睡困难的患者。后发现该药可能也间接地增加失眠患者的睡眠总时间，故用于治疗昼夜节律失调的患者，尤其适合老年失眠患者使用。

（3）具有镇静作用的抗抑郁药：抗抑郁类药物具有肾上腺素能拮抗、抗组胺、抗胆碱能等作用，所以低剂量的抗抑郁药物常可用于治疗失眠障碍。①三环类的阿米替林：是目前治疗失眠应用较多的抗抑郁药，推荐剂量为10~25mg，可以缩短睡眠发生潜伏期、延长睡眠时间、减少睡眠中觉醒、提高睡眠效率。但长期使用会产生耐药性，且不良反应较多，如头昏、口干、直立性低血压、心动过速等。②米氮平：小剂量（3.75~15mg）米氮平适用于浅睡和早醒的患者，但对入睡困难改善效果差，也不减少快速眼球运动睡眠。不良反应主要为次日过度镇静以及食欲和体重增加。③曲唑酮：小剂量（25~150mg）可缩短睡眠潜伏期，改善睡眠连续性，增加睡眠时间和深睡眠。使用时要注意直立性高血压的产生，不良反应主要为头晕、头痛、视物模糊、心律失常等。

（4）食欲素受体拮抗剂：短期使用（<12周）食欲素受体拮抗剂能缩短入睡时间，减少睡眠中觉醒次数，并可延长睡眠的总时间。但目前并不推荐大剂量使用该药，因为约10%患者服用该药的第2天，出现嗜睡。推荐起始剂量是10mg，于就寝前30分钟内、计划起床前至少7小时期间使用。每晚只能用药一次。

2.非药物治疗

非药物治疗最突出的优势是能够避免药物的不良反应和药物滥用。失眠常用的非药物疗法一般包括心理和行为治疗、音乐疗法、松弛疗法、光疗法、脑电生物反馈疗法等。

（1）心理和行为治疗

1）睡眠教育：进行规范化睡眠实践的教育，告知患者人与人之间和夜与夜之间的睡眠都存在差异，入睡时间或夜间醒来在30分钟之内都属于正常。这有助于所有类型慢性失眠患者的睡眠。

2）睡眠卫生教育：对患者进行睡眠卫生指导，嘱咐其安排有规律的作息时间，不熬夜，每天按时睡觉和起床，避免白天过长的午休或长时间卧床而不睡觉，白天保证充足的运动量，睡前避免做剧烈运动，睡前避免强迫回想日间的负性事件，睡前避免使用影响睡眠的物质，保证卧室处于有利于睡眠的环境，安静、空气通畅、保持合适的温度与湿度、避免强烈灯光刺激等。

3）刺激控制疗法：基于条件反射原理，通过减少患者与睡眠无关的行为，充分发挥床作为诱导睡眠信号的功能。包括：只在有睡意时上床；不在床上做与睡眠无关的事；卧床20分钟后仍不能入睡就离开床，直到有睡意方可回床上；不论夜间睡眠多长时间，都要准时起床。

4）认知教育：认知治疗的重点是认知重构，即用正确的信念和态度取代原来错误的认知。因为失眠患者往往持有对睡眠的错误态度和信念，如"没有药我就无法入睡"等，会引起他们对自我睡眠能力的担忧和焦虑，导致焦虑与失眠恶性循环。

5）认知行为治疗：其涉及一种认知成分和一个核心行为成分（睡眠限制、刺激控制）。目的是解决扰乱睡眠与觉醒周期的因素，消除影响睡眠心理过程和维持失眠的认知歪曲，增加睡眠易感性。标准化的认知行为治疗是结构式的，每周安排2次团体或个体练习，通常进行6~8次。临床实践已证明认知行为治疗有短期和持续的疗效。

（2）音乐疗法：音乐疗法使患者处于自然放松的状态，在一定程度上缓解失眠者的紧张、焦虑情绪，改善睡眠状况及身心症状，对睡眠障碍起到直接或间接的治疗作用。有报道舒缓的轻音乐能提高老年患者的睡眠效率和睡眠维持时间。对年轻人采用音乐治疗则可明显缩短入睡时间和减少晚间觉醒次数，提高睡眠质量。由于音乐的类型较多，不同人格、年龄、社会角色的人们对音乐的感受及接受不同，因此如何做到因人制宜和规范化，还需大量的临床研究。

（3）松弛疗法：松弛疗法通过训练患者有意识地控制自身的心理生理活动，促进全身肌肉和心理放松，降低唤醒水平，促进自主神经活动朝着有利于睡眠的方向转化，从而诱发睡眠。基本方法有渐进式肌肉放松训练、腹式呼吸训练、冥想、漂浮疗法等。有研究表明，患者经过较长时间反复的心理生理放松训练，可以使其从有意识的放松发展成为自动性的放松，形成放松的习得行为，达到稳定情绪，促进睡眠的效果。

（4）光疗法：视网膜丘脑束将光刺激信息传至视交叉上核，使人体内的"昼夜节律起搏器"达到与明暗周期同步化，进而改变人体睡眠－觉醒节律，对治疗睡眠节律性障碍有很好的疗效。有研究表明，光疗法可缩短夜间睡眠前1/3时段觉醒时间，并有一定的缓解抑郁效果。另一项研究表明，情绪紊乱患者接受光疗后，抑郁分值得到明显改善。因此可以推测，光疗法治疗失眠具有明显的优势，同时可改善身心症状，但其机制还有待进一步的实验研究。

（5）脑电生物反馈疗法：脑电生物反馈通过选择性地强化 α 脑电波，使患者感受自身的反馈信息，有意识地运用心理过程来触发某种生理机制，诱导 α 波成分的序化和 θ 波的产生，直接对中枢神经系统进行干预，因此可以达到治疗目的。此疗法可以有效而稳定地影响脑电活动，最终使患者睡眠正常化。目前对于该法是否能改善晚间失眠的同时又能调整白天思睡，尚未见相关研究。

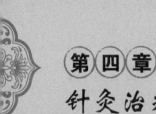

第四章
针灸治疗失眠的临床经验

第一节　针灸治疗失眠的古代经验

1.《内经》时期

《内经》主要从病机的角度探讨失眠。从针灸治疗的视角，认为其发病与阴阳失调、营卫盛衰以及跷脉有关。营卫与阴阳跷脉相互联系，共同维持了正常的睡眠生理活动，相关的记载如下。

《灵枢·邪客》："营气者，泌其津液，注之于脉，化以为血以荣四末，内注五脏六腑，以应刻数焉。卫气者，出其悍气之慓疾，而先行于四末分肉皮肤间而不休者也，昼日行于阳，夜行于阴，常从足少阴之分间，行于五脏六腑。今厥气客于五脏六腑，则卫气独卫其外，行于阳，不得入一于阴。行于阳则阳气盛，阳气盛则阳跷陷；不得入于阴，阴虚，故目不瞑。"

《灵枢·大惑论》："黄帝曰：病而不得卧者，何气使然？岐伯曰：卫气不得入于阴，常驻留于阳。留于阳则阳气满，阳气满则阳跷盛，不得入于阴则阴气虚，故目不瞑矣。"

《灵枢·脉度》："跷脉者，少阴之别，起于然谷之后，上内踝之上，直上循阴股，入阴，上循胸里，入缺盆，上出人迎之前、入颃，属目内眦，合于太阳阳跷而上行。气并相还则为濡目，气不荣则目不合。"

此外，《内经》中还有一些文字描述了诊治"不得卧"的相关经验，讨论了脏腑与"不得卧"的关系，可以作为参考。

《素问·调逆论》载："不得卧而息有音者，是阳明之逆也，足三阳者下行，今逆而上行，故息有音也。阳明者，胃脉也，胃者六腑之海，其气亦下行，阳明逆不得从其道，故不得卧也。《下经》曰：胃不和则卧不安。此之谓也。夫起居如故而息有音者，此肺之络脉逆也。络脉不得随经上下，故留经而不行，络脉之病人也微，故起居如故而息有音也。"

综上，《内经》对失眠一症的认识，可归纳如下：①总归阴阳失调，与跷脉、督脉、足太阳脉有关；②五脏的疾病，会表现出不同类型的"不得卧"。

2.魏晋时期

较早记载针灸治疗失眠的文献出自《针灸甲乙经》，对于失眠治疗的总则和具体方案，都有所论述，摘录有"不得眠（卧）""卧不安"等字样的条文如下：

"气喘，热病衄不止，烦心，善悲腹胀，逆息热气，足胫中寒，不得卧，气满，胸中热，暴泄，仰息，足下寒，胸中闷，呕吐，不欲食饮，隐白主之。"

"热病满闷不得卧，太白主之。"

"热病汗不出，衄衄，眩，时仆而浮肿，足胫寒，不得卧，振寒，恶人与木音，喉痹，齗齿，恶风，鼻不利，多卧善惊，厉兑主之。"

"疟，咳逆，心闷不得卧，呕甚，热多寒少，欲闭户牖而处，寒厥足热，太溪主之。"

"肺寒热，呼吸不得卧，咳上气，呕沫，喘，气相追逐，胸满胁膺急，息难，振栗脉鼓，气膈，胸中有热，支满，不嗜食，汗不出，腰脊痛，肺俞主之。"

"咳而呕，膈寒，食不下，寒热，皮肉骨痛，少气不得卧，胸满支两胁，膈上竟竟，胁痛腹……膈俞主之。"

"咳，胁下积聚，喘逆，卧不安席，时寒热，期门主之。"

"环脐痛，阴骞两丸缩，腹坚痛不得卧，太冲主之。"

"心胀者，烦心短气，卧不得安"

"心胀者，心俞主之，亦取列缺。"

"咳喘不得息，坐不得卧，呼吸气索，咽不得，胸中热，云门主之。"

"胸中暴满，不得眠，辄筋主之。"

"实则肠中切痛，厥，头面肿起，烦心，狂，多饮，不嗜卧；虚则鼓胀，腹中气大满，热痛不嗜食，霍乱，公孙主之。"

"惊不得眠，水气上下，五脏游气也，阴交主之。"

"不得卧，浮郄主之。"

《针灸甲乙经》中记载的治疗方案，选择了隐白、太白、厉兑、太溪、肺俞、膈俞、期门、太冲、列缺、云门、辄筋、公孙、阴交、浮郄诸穴。需要指出，《针灸甲乙经》时代所关注的失眠治疗，大多作为其他疾病的伴随症状，其选穴还是以针对主症、主病为主，治疗失眠为辅。

3. 隋唐时期

《备急千金要方》卷三十"孔穴主对法"中，记载了一些治疗失眠的腧穴：

"阴交、气海、大巨：主惊不得卧。"

"膈俞、中府：主寒热皮肉骨痛，少气不得卧，支满。"

"肩井、关冲：主寒热凄索，气上不得卧。"

"神封、膺窗：主乳痈、寒热、短气卧不安。"

《千金翼方》卷二十六"舌病"有1条记载了失眠的针灸治疗：

"耳聋不得眠，针手小外端近甲外角肉际，入二分半补之，又针关冲，入一分半补之。又针腋门，在手小指次指奇间，入三分补之。"

隋唐时期记载的失眠病候，仍然是以兼症为主，在治疗的选穴上较《针灸甲乙经》有所丰富，且已经关注到了针刺穴位时的深浅、补泻，在治疗方案的设计上更为精细。

4. 宋金元时期

宋金元时期对不寐的讨论，多从方药的角度出发，在病因分类、病症发挥、治疗方法上都有极大丰富。在这一时期的医学著作中，运用针灸疗法治疗失眠，多见于《铜人腧穴针灸图经》以及《针灸资生经》。

宋代的《铜人腧穴针灸图经》有如下条文，记载了与失眠相关的针灸治疗，主要体现在腧穴的主治中：

"神庭一穴……惊悸不得安寝，可灸二七壮至七七壮止。"

"气冲二穴……治肠中大热，不得卧，腹中有逆气上攻心。"

"期门二穴，治胸中烦热，贲肠上下，目青而呕，霍乱泄利，腹坚硬，大喘，不得安卧。"

"章门二穴，治肠鸣盈盈然，食不化，胁痛不得卧，烦热口干不嗜食。"

"太渊二穴，治胸痹逆气，寒厥，喜哕呕，饮水咳嗽，烦怨不得卧。肺胀满膨膨然。"

"天府二穴，治……卒中恶，鬼柱，不得安卧。"

"隐白二穴，木也，治腹胀喘满，不得安卧。"

《铜人腧穴针灸图经》提到了艾灸法治疗失眠，并且记录了施灸的壮数，如：

如"神庭一穴……惊悸不得安寝，可灸二七壮至七七壮止。"

南宋《针灸资生经》卷四"不卧"集中记录了针灸治疗失眠的相关经验，新补充的有：

"白环俞治腰脊冷疼，不得久卧。"（《明》云：不识睡眠）

"阴陵泉治不得卧。"

"上脘、条口、隐白疗不可卧。"

"……环跳，岐伯云疗卧伸缩回转不得。"

"大椎疗卧不安。"

"攒竹等，主不得卧。"

《针灸资生经》出现了对失眠主症的治疗，选穴为上脘、条口、隐白、大椎、攒竹等。

5.明清时期

明、清时期的针灸著作中，也有针灸治疗失眠的相关记载。

"治不得卧，穴气冲、章门。治大喘不得卧，穴期门。治咳嗽烦怒不得卧，穴太渊。治腰脊冷痛，不得卧，穴白环俞。治不得卧，穴隐白、天府、阴陵泉。"（《普济方·针灸》）

"太渊……平旦寅时，气血从此始，故曰寸口者，脉之大要会，手太阴之动脉也。灸三壮，针二分，留三呼。主胸痹逆气，善哕，呕饮食，咳嗽，烦闷不得眠，肺胀膨，臂内廉痛，目生白翳，眼痛赤，乍寒乍热，缺盆中引痛，掌中热，数欠，肩背痛寒，喘不得息，噫气上逆，心痛，脉涩，咳血呕血，振寒，咽干，狂言，口噤，溺色变，卒遗矢无度。"（《针灸大成》）

"心热不寐，解溪泻，涌泉补，立愈。"（《针灸集成》）

由此可知，古代针灸治疗的"不寐"，有两种情况。其一，"不寐"是主要病候。在这种情况下，一般会选择膀胱经、脾经、胃经、任脉上的经穴，治疗用穴一般位于上背部、小腹部、腕踝以下部位和头部。其二，"不寐"作为一种兼有的症候出现。例如《针灸大成》记载太渊穴能够治疗烦闷不得眠，《普济方·针灸》记载"穴气冲、章门，治大喘不得卧。穴期门，治咳嗽烦怒不得卧。"这种情况下，不寐一般伴随其他疾病而产生。对于此类不寐的治疗，就应当基于主要疾病的治疗方案来考虑，在治疗原则、选穴规律、操作方法上，就与第一种情况有所不同。

综上，古代针灸治疗本证，具有以下特点：①以膀胱经、脾经、胃经、任脉穴位为主，多取用胆俞、肺俞、心俞、肝俞、谚谚、攒竹、公孙、隐白、三阴交、阴陵泉、大巨、解溪、厉兑、气海、阴交、关元等腧穴；②以位于上背部、小腹部、腕踝以下部位、头部的腧穴为主；③治疗方式上，以辨证施刺、温补用灸为主。

第二节　针灸治疗失眠的现代经验

近现代的针灸医家，对失眠多有治验，常常以医案的形式记录下来。针灸名家治疗失眠的病案，反映了不同时期的学术特点，且极具有鲜明的个人特色，体现了名家在诊治疾病时的思考，对于针灸临床提高诊疗水平具有重要的意义。我们选择了具有代表性的近现代针灸名家，整理其治疗失眠的医案，具体如下。

1.周楣声

【案1】

刘某，男，成年。患失眠已有十年以上，同时有胃痛食减及上腹膨满饱胀等诸种症状。每晚必须用大剂量安眠药，方可暂行入睡。六脉细数，面色㿠白。

在商得本人同意后，用隔姜灸左右足三里，热流自股上方在右汇集入腹，出现肠鸣嗳气，旋即全腹温暖，头部有清凉感，持续约一刻钟，各种感应消失而停灸。

10日后复诊，云当夜未服安眠药即安睡，食欲增加，情绪稳定。近一二日又稍感睡眠不稳，要求再用原法又在足三里（原处）仍用隔姜灸，各种感应如前。

月余后再来诊，云失眠基本控制，偶尔因考虑问题太多时服用少量安眠药即可有效。

【案2】

傅某，男，成年。失眠已半月，通宵不能入睡，第五胸椎压痛（＋），在右左心俞压痛（＋）。

熏灸五椎，灸感先向下行少许即回向上，由脑后扩展至头顶，凡是有毛发之处皆有热感，头毛有竖起的感觉。双手也发热（与灸处及头部并无明显的联系），约5分钟后头部之热感开始渐次向两臂延伸，经两臂外侧与手之热感汇合，当时即昏沉思睡，至感应减弱后停灸。次晨来告，谓夜间已能入睡，仍用原法两次，失眠停止。

【按语】

在对失眠的诊疗中，周楣声的病案有如下特点。①在治疗思路上，整体把握，注重与失眠有关的其他症状，并将患者的症状综合起来进行考虑。病案1中，除了关注失眠，周楣声还关注到患者胃痛食减及上腹膨满饱胀的症状，因此选择在患者的足三里穴进行治疗，收到了较好的疗效。②在诊察上，关注到第五胸椎与左右心俞的异常改变，认为与失眠存在一定联系。病案2中，周楣声发现了失眠患者第五胸椎与左右心俞的压痛，并在第五胸椎处施灸。③在治疗上独重灸法，尤其重视对灸感的引发和记录，并阐明了艾灸治疗停止的指标：各种感应减弱或消失而停灸。

2.孙学全

【案1】

刘某，男，28岁。1967年11月6日初诊。失眠、眩晕7年余。近1年来病情加重，入睡困难。睡则多梦，有时连续3~5晚不能睡觉，头昏、心烦，胸闷如有物梗塞，食欲不振，精神萎靡，记忆力显著减退，偶有遗精。检查：面色枯黄，体质瘦弱，营养欠佳，血压130/85mmHg，心肺正常，肝可触及，腹平软，苔黄厚腻，脉弦细。诊断为神经衰弱。

针安眠2、百会、内关、膻中、三阴交。安眠2针深0.5~1寸，捻转手法，将针单向捻转3~5下，患者可有强烈酸胀感，且可放射到前额，此时立感头脑清醒。间歇行针30~60分钟。10~15分钟捻针1次。余穴均留针30~60分钟，间日1次，5次为1个疗程。

第1个疗程，针后即能睡4个小时，入睡较前快，现已有饿感。食欲增加。

第2个疗程，能睡5~6个小时，梦减少，饭量增加，针后未遗精。此疗程去膻中、三阴交，余穴及手法同上，间歇行针30分钟。10分钟行针1次，间日1次。

第3个疗程，睡眠基本恢复正常，胸闷、头晕、易烦等症状均消失。体重增加7kg。随访12年体质健壮。

【案2】

韩某，女，56岁。1975年6月初诊。1958年始患失眠。经常头痛，头晕。病情时轻时重。就诊前1个月，因精神受刺激而症状加重。头昏，失眠，烦躁易怒，食欲不振，脘腹饱胀，体倦乏力，动则心跳、气喘。检查：血压120/75mmHg，肝脾未触及，苔薄白，脉迟细。诊断为神经衰弱。

针安眠2、百会、内关、膻中、中脘，手法同上，间歇行针1小时，15分钟行针1次，每日针1次。此病例每次留针时即入睡，共针11次睡眠恢复正常，余症亦显好转。于1976年、1978年又复发2次，仍用该方法治疗而症状消失。

【按语】

孙学全治疗失眠有以下几个特点：①在选穴上，以百会、内关、膻中作为主穴；②对于失眠症状较重的患者，选择安眠2穴以治其标（安眠2穴，在翳明穴与风池穴连线的中点处）；③在穴位的刺激手法上有独到之处，主要体现在安眠2穴的刺激方式、治疗中的刺激频率和刺激的总量上。

在选用安眠2穴时，孙学全强调将针单向捻转3~5下，患者可有强烈酸胀感，且可放射到前额，间歇行针30~60分钟，每10~15分钟捻针1次。在整个治疗过程中，要求间歇行针30~60分钟，每15分钟行针1次。治疗过程中对针感传导的引发和整体的刺激方式提示我们，手法的"质"（酸麻沉胀的感觉）和"量"（刺激量）在针灸治疗中的重要地位。在临床上既要求针刺时产生较为舒适的针感，又要求有恰当的刺激量。孙学全发现，在临床治疗中，用提插捻转手法持续行针10~30分钟，症状大多明显好转或消失。但是若在此时出针，出针后10分钟左右，患者症状往往会再次发作。相反，如果在患者自觉症状消失或缓解时，持续留针30~60分钟（或更长时间），并间隔10~15分钟行针1次（或在患者感觉症状发作时，仍用上述手法再次持续行针至症状消失），如此间歇行针3~5次，很多急症可针1次即愈。

3.陆瘦燕

【案1】

男，33岁。入寐艰难，已有半载，症情忽作忽止，近月尤苦，头晕耳鸣，口干心烦，遗精腰酸，舌质红而少苔，脉细数。

此由肾水亏虚，心阳独亢，为施壮水制火，交通心肾之法。

处方：心俞、肾俞、神门、三阴交。

手法：心俞，米粒灸，三壮，泻法；肾俞、神门、三阴交，提插补泻，不留针。

二诊：夜寐少安，然易惊醒，他症亦见改善，舌红脉细，仍予原治加减。

处方：厥阴俞、肾俞、神门、三阴交、内关、太溪。

手法：厥阴俞，米粒灸，三壮；肾俞、神门、三阴交、内关、太溪，提插补泻，不留针。

三诊：已能酣然入眠，面现华色，精神大振，头晕耳鸣已除，口干心烦亦失，术后未有遗精，但尚乏力、腰酸、舌红少苔，脉细。再以交通心肾之法治之，佐以调补脾肾，益血养神，以图巩固。

处方：内关、神门、三阴交、脾俞、足三里、太溪。

手法：提插，不留针。

【按语】

此案为肾水亏虚，心阳独亢之证，用交通心肾之法。患者头晕、耳鸣、腰酸，属于肾精不足之征；口干心烦，乃阴亏火旺之象；舌红脉数，是虚火上炎的佐证。这体现陆瘦燕对疾病的综合审视和分析。

在心俞、厥阴俞用米粒灸，且壮数较少（3壮），取灸治泻法之意。艾灸泻法壮数宜少，一般灸1~3壮为宜，不须多灸。艾灸背俞穴，并使用泻法的方案出自《灵枢·背俞》："以火泻者，疾吹其火，传其艾，须灭其火也。"

陆瘦燕遵循古法，强调不留针。《灵枢·逆顺肥瘦》记载："年质壮大，血气充盛……刺此者，深而留之，此肥人也……瘦人者……刺此者，浅而疾之……刺壮士真骨……此人重则气涩血浊，刺此者，深而留之，多益其数。"《灵枢·经水》记载："足阳明，五脏六腑之海也，其脉大血多，气盛热壮，刺此者，不深弗散，不留不泻也。足阳明，刺深六分，留十呼。足太阳，深五分，留七呼……手之阴阳，其受气之道近，其气之来疾，其刺深者皆无过二分，其留皆无过一呼。"初唐甄权主张："补，呼不过三；泻，吸不过五。"但是需要指出，不留针的前提，是补泻手法刺激的充分与到位。

4.邱茂良

【案1】

钮某，男，22岁，学生。主诉：头昏、失眠，已2年多。症状：头昏胀痛，失眠多梦，思考和记忆力减退，疲劳乏力。

取穴：头维、风池、内关、神门、三阴交、内庭、行间。

间日1次，每次轮取4穴，补法，留针10分钟。治疗第2次后，症状有所好转，共治5次，恢复正常。

【案2】

杨某，女，32岁，干部。主诉：经常失眠1年多。症状：失眠、多梦，头胀痛、神疲、健忘。

取穴：风池、神门、列缺、三阴交、足临泣、行间。

间日1次，每次轮取5穴，补法，留针10~20分钟。治疗第2次后，症状均感减轻，第6次后，除多梦外，其他症状均消失，共治8次而愈。4个月后，来院复查，健康情况良好。

【按语】

邱茂良的失眠病案，记录较为简略，从病案本身分析，有以下几个特点。①在穴位的选择中，邱老设置了一组穴位，在治疗时轮番选用，每次选用4~5个穴位。这样的设计，一方面充分考虑到了针灸的刺激特点，而另一方面佐证了邱老注重具有针灸特色的辨证论治，其有言曰："针道源流，不外《内》《难》《甲乙》，临证法则，亦无非辨证施治。言辨证施治，不可执死方而治活病，应透过外在形症，直视患者气血阴阳的生化，于输穴之选择，补泻之运用，随证加减，因情变通。故圆机活法，乃治病之大道。"对于病候的记录（包括主要症状和伴随症状），对于整体治疗方案的设计，每次治疗中腧穴的灵活取用，体现了其圆机活法的诊疗实践，值得思考。②重视补法的运用，针对以头胀痛、失眠多梦、神疲、健忘为主要症状的虚证病人，邱老针刺手法多用补法。

5.杨甲三

【案1】

刘某，女，33岁，初诊时间：1988年1月3日。自从一月前行"人工流产术"后，一直睡眠很差，几乎彻夜不眠，偶或勉强入睡，亦稍寐即醒，醒后心悸汗出。伴头晕，头痛，烦躁，脘痞纳呆。初起时服安眠药尚可维持每晚2~3小时睡眠，近一周来服药失效。就诊时神色疲惫，两颧发红，睑周发黑。舌尖红、苔白微腻，脉细数。

证以肾阴不足，心火独炽，心肾不交为主。又肝藏魂，主疏泄、主谋虑，肝之疏泄失常，木火同升亦可使心神不宁。脾居中土，心肾相交赖中焦脾气斡旋。患者脘闷纳呆、苔腻是脾失健运之象。从经脉上看：足少阴肾经络于心中，足太阴脾经注于心中，足三阳经别上通于心。故本失眠案虽病本在于心肾，但亦与肝、胆、脾等脏腑相关。

立法：滋阴降火、交通心肾，辅以健脾调肝。选穴：心俞、肾俞、肝俞、胆俞、脾俞、三阴交，曲池透曲泽，内关。

操作：背俞穴浅刺、轻刺激用补法；三阴交，中等刺激用补法；曲池透曲泽，中等刺激用泻法；内关，中等刺激平补平泻。

留针20分钟，隔一日一针。同时嘱患者停服西药，改服用朱砂安神丸每日2次，1次1丸。疗效：针6次后，每晚能睡2~3小时，仍心悸、烦躁。

针10次后可睡4小时左右，心悸烦躁减轻。守原方共针15次，每晚可睡5~6小时，诸证基本消失。

【案2】

关某，男，40岁，干部。初诊：1994年5月13日。自述半年来因工作忙碌致失眠。症见失眠烦躁，入睡困难，多梦，每日仅能睡三四个小时，或彻夜难眠，胸脘痞满，大便偏干，舌苔厚腻，脉数。

辨证：湿痰积滞。治法：通胃腑，化痰湿。针灸处方：中脘，天枢，气海，合谷，曲池，足三里，内庭，内关。

刺法：中脘、天枢、气海直刺1寸，平补平泻；合谷、曲池直刺1~2寸，用泻法；足三里、内庭直刺0.5寸，用泻法；内关直刺0.5寸。留针20分钟，每周2次。

二诊：1994年6月16日。经一疗程治疗，烦躁大减，每日能睡5小时，仍多梦。大便通畅，日行2次，成形，腻苔稍退。上方加本神、神庭，沿皮斜刺0.3寸。

经5次治疗，患者睡眠如常，胸脘痞满消失，二便调而告愈。

【按语】

杨甲三的针灸治疗，辨证论治严谨，手法补泻有度。其以脏腑辨证为针灸治疗的主要依据，进而遣穴用针，以膀胱经穴、脾经穴、胃经穴、任脉穴为主；补泻手法亦是依据具体证型，实则泻之，虚则补之。在病案1中，杨甲三重视对背俞穴的运用，且在刺法上注重浅刺、轻刺激。在对背俞穴的应用中，杨甲三强调背俞穴"通调"的作用，以脏腑背俞相配伍，调节脏腑寒热虚实，调整人体气机升降。本案中的失眠，证属心肾不交，是由脏腑功能失调，气机升降失常所致，累及较多脏腑，在症状虚实互见或虚实的倾向并不明显。此类复杂情况，在治疗上则非单纯补泻所宜，而应当调整脏腑气机升降。背俞能够调节脏腑，因此在治疗中以背俞穴为主调补其虚，以通为用，治其根本。浅刺、轻柔刺激的手法，是以调和为要，调整脏腑功能、调节气机升降。在病案2中，杨甲三治疗失眠则以腹部的腧穴为主。两个病案选穴方案的差异，总体上还是由于患者总体症状的差异。对于失眠，杨甲三提供了心脾不足、阴虚火旺、痰湿积滞三个基本证型，但在临床上还应当在审证之后，灵活变通。

6.石学敏

【案1】

于某，女，38岁，工人。主诉：失眠2个月。病史：患者因2次流产后，周身无力，经常失眠，近两个月失眠症状加重，伴心悸不宁，头昏头沉，不思饮食，健忘。今日住院治疗。查体：神清，形体消瘦，面色少华，言语低微，无心肺异常表现，神经系统检查无阳性体征，舌质淡，苔薄白，脉细弱。

辨证：患者因流产后，气血亏损，脾气虚弱，气血生化之源不足，血不养心，以致心神不安，而成不寐。治则：补益心脾，镇静安神。

选穴：神门，三阴交，脾俞，心俞，足三里，印堂。

操作：神门进针0.5寸，三阴交直刺1寸，均用捻转之补法；脾俞、心俞均向棘突方向斜刺，进针1.5寸，施捻转之补法；足三里进针2寸，施捻转之补法；印堂进针0.5寸，施提插之泻法。

治疗经过：上穴每日针1次，3次后明显好转，5次后睡眠基本正常，夜间睡眠7~8小时。

【案2】

刘某，男，20岁，学生。主诉：失眠、头胀痛3个月。病史：患者3个月前因与同学吵架，后出现失眠、头胀痛，烦躁易怒，记忆减退，口苦，胸胁满闷，经在某医院治疗，效果不显著，今日住院治疗。查体：发育正常，营养中等，思维正常，无心肺异常表现，血压120/80mmHg，神经系统检查无阳性体征。舌质红，苔薄黄，脉细数。

辨证：患者因恼怒伤肝，肝气失其调达之职，郁久化火，火热上炎，扰乱神明，心神不安，故睡卧不宁，肝胆气郁则烦躁易怒，胁肋胀满，气郁化火则口苦。治则：清泻肝胆，宁心安神。

选穴：神门，合谷，太冲，胆俞，肝俞，三阴交。

操作：合谷、太冲直刺1.5寸，施捻转之泻法，胆俞、肝俞向棘突方向斜刺，进针1.5寸，施捻转之泻法，余穴同前。治疗经过：上穴每日针1次，2次后头胀痛症状消失，睡眠好转。4次后诸症消失，正常入睡。

【案3】

张某，男，62岁，退休工人。主诉：失眠3天。病史：患者平素烦劳过度，近3天夜间失眠，伴头晕耳鸣，五心烦热、盗汗、健忘多梦，曾在某医院服中药治疗，疗效不显，来我院针灸科求治。查体：发育正常，营养中等，面无光泽，眼底示眼底动脉硬化，心律齐，心率82次/分，两肺（－），血压120/80mmHg，腹软，肝、脾未触及，神经系统检查无阳性体征。舌红少苔，脉细数。

辨证：患者年过半百，平素烦劳过度，肾阴匮乏于下，不能上济于心，心火独亢于上，不能下交于肾，心肾水火不能相济故不寐。

治则：交通心肾，宁心安神。

选穴：神门，三阴交，肾俞，心俞，风池，太溪。

操作：风池直刺，进针1.5寸，施捻转泻法，太溪直刺1.5寸，施捻转补法，余穴同前。

治疗经过：每日针1次，针1次后睡眠好转，3次后能睡5~6小时，5次后睡眠正常，诸症明显减轻，半年后随访未复发。

【案4】

孙某，男，48岁，教员。主诉：失眠10年。病史：患者平素易怒，失眠10余年，但时轻时重，伴记忆减退，头晕头胀，胸胁胀满，口苦咽干，小便色赤。曾在某医院诊治，诊为神经衰弱，采用中西两种治疗方法，症状时轻时重，今日来我科住院治疗。查体：神清合作，思维正常，心率78次/分，律齐，血压140/80mmHg，神经系统检查无阳性体征。舌质暗有瘀斑，脉弦。

辨证：肝主疏泄，性喜条达，恼怒伤肝，肝失调达，郁滞不通，逆乱之气上冲，扰乱神明，心神不安，夜卧不宁。

治则：行气活血，安神定志。

选穴：神门，膈俞，气海，肝俞，三阴交，四神聪。

操作：膈俞、肝俞向棘突方向斜刺，进针1.5寸，均施捻转泻法；气海直刺进针1.5寸，施呼吸补泻之法，四神聪直刺0.2~0.5寸，施平补平泻法，余穴同前。

治疗经过：上穴每日针1次，3次治疗后可入睡6小时，3个月后追访，一切正常。

【案5】

熊某，女，21岁，学生。主诉：失眠1周。病史：患者因食后贪凉，近1周来胃脘胀满，纳呆，失眠，头痛头晕，经服中药治疗无效，今来我院住院治疗。查体：发育正常，营养良好，面色黄无华，心律齐，心率78次/分，两肺无异常，胃脘部饱满，无按压痛，肝、脾未触及，神经系统无阳性体征。

辨证：食滞肠胃，酿成痰热，壅滞于中，痰热上扰，以致卧不能安。即《黄帝内经》所谓："胃不和则卧不安。"证见失眠，脘满闷，舌苔黄厚，脉弦滑。

治则：化食滞，健脾胃。

选穴：神门，足三里，胃俞，脾俞，气海，中脘。

操作：中脘直刺进针1.5寸，施提插泻法。诸穴同上。

治疗经过：上穴每日针1次，1次后胃脘胀满减轻，2次后入睡正常。

【案6】

刘某，男，83岁，退休。主诉：失眠间断发作，加重1个月。病史：患者既往经常间断出现失眠，近日又发现失眠，夜寐不实，易醒，体瘦，大便偏干，胃纳欠佳。查体：神清，发育正常，头发白，面色无华，心肺无异常，心率85次/分，腹软，肝、脾触诊不满意，腱反射存在，病理反射未引出。血压140/80mmHg。舌红少苔，脉弦细。

辨证：患者年事已高，阴气虚衰，肾阴不足，不能上济心火，心火扰动，心神不宁，故失眠；脾胃亏虚，气血乏源，故而体瘦，纳差；津液不足，故大便偏干。

治则：滋阴补肾，益气养血，宁心安神。

选穴：印堂，上星，百会，四神聪，安眠，头维，风池，内关，神门，合谷，太冲，足三里，三阴交，阴陵泉，中脘。

操作：印堂、四神聪、安眠、风池、神门、合谷、太冲、足三里、三阴交、阳陵泉、中脘操作同前；上星、百会、头维浅刺0.3~0.5寸，施捻转平补平泻法30秒；内关直刺0.5寸，提插泻法1分钟。留针20分钟。

治疗经过：上述穴位每日针1次，4次治疗后患者睡眠时间延长，中间醒的次数减少；继续针刺5次后，患者每日可睡4~5小时，又治疗7次后，患者每日可睡6个小时左右，睡眠质量较好，诸症也明显好转。

【按语】

石学敏针灸治疗失眠的病案，多来源于住院病人，很多情况下病程较久，病机也相对复杂，在治疗上体现了对不同情况、不同阶段患者的针对性诊治。其强调针灸治疗失眠进行脏腑辨证的重要性，病案基本涵盖了失眠的主要证型，亦重视对手法的描述和量化，对针刺的深浅、方向，刺激时间、幅度记录详细，利于复制和推广。

7.贺普仁

【案1】

崔某，女，54岁。主诉：失眠1年余。病史：1年多前，因过分劳累、思虑过度出现夜不能寐，入睡困难，常自服安眠药物。初服药时尚可入睡，夜眠较实，久服药物后，药效欠佳。近日因工作原因，失眠加重，有时彻夜不眠，经各种中西药物治疗效果欠佳。目前症状加重，不能入睡，睡则梦多，多有梦魇，意乱心烦，腰疼膝软，疲乏无力，性急易躁，尿少面黄，大便秘结，月经已停。面赤，唇红，舌淡红，舌苔少，脉沉细数。

辨证：思虑过度，心肾不交，心肾失养。

治则：交通心肾，养心安神。

取穴：心俞、肾俞。

刺法：均用毫针刺法，行以微通，旋用捻转补法，每次留针30~40分钟，每日治疗1次。1诊后当晚患者夜梦减少，余症未减。3诊后患者入睡似有好转，但感觉夜梦明显减少。5诊后患者大悦，述针后当晚上床较早很快入睡，夜梦基本消失，睡眠酣熟，晨起后精神振作。经约10余次巩固治疗，患者失眠、多梦完全消失，疲乏无力、性急易躁等症均有明显好转，失眠告愈。

【案2】

陈某，女，35岁。主诉：失眠多梦多年。病史：经常失眠多梦，原因不清，不能入睡，寐中易醒，醒后不易入睡，尤以劳累、紧张后症状加重。常服安眠药物维持睡眠。近来因肝功出现异常，要求针灸治疗。现症见劳累后失眠多梦，以睡中易醒、醒后不能入睡为主，全身乏力、疲劳倦怠，四肢全凉，食纳可，大便秘结3日1行，月经量少，每月错后。面色无华，唇淡，舌质淡，舌苔白，脉沉细无力。

辨证：心脾两虚，气血不足，心神失养。

治则：调理心脾，补益气血，养心安神。

取穴：中脘、内关、足三里。

刺法：均用毫针行以微通，施用捻转补法。每次留针30分钟，隔日治疗1次。2诊后患者诉睡眠似有好转，审证认方，原穴原法不变。5诊时患者诉已能入睡，夜梦减少且梦景浮浅。疲劳乏力有所好转。8诊时患者诉入寐较快，夜眠较实，已基本无梦。自觉体力明显增强，感到精神舒畅。同时感到肢体全凉有所好转，大便秘结好转，经10余诊治疗，患者失眠多梦完全消失，余症均有好转，失眠告愈。

【案3】

郭某，女，31岁。主诉：失眠半年。病史：半年前因家务事吵架后出现失眠，不能入睡，辗转不安，伴口干、便结，常服安眠药物。舌苔白，脉弦滑。

辨证：阴亏液耗，津不上承，心神失荣。

治则：益阴安神之法。

选穴：阳池。

刺法：用毫针刺法，行平补平泻法，每次留针30分钟，每日治疗1次。3诊后患者感心中舒畅，已能入睡，但夜间仍睡眠不实，口干稍有好转。6诊后夜间睡眠较实，口干已不明显，大便干结好转。经10余诊治疗，患者口干消失，大便干结消失，恢复每日1次。夜眠安好，较充实。

【按语】

在治疗中，贺老以分析失眠病因病机为基础，选择具体的穴位及手法。贺老治疗失眠是以贺氏三通法为特色。其包括微通、温通及强通法，是以《内经》理论为基础，吸收了历代医家思想的精华，并且融合了贺普仁的个人学术经验。微通法是以毫针为主要工具的治疗方法，温通法主要包括火针和艾灸两种方式，强通法即放血疗法。

8. 程莘农

【案1】

蓝某，男，60岁。主诉睡眠差，易醒，已有20多年。自诉近两个月来，完全用安眠药睡觉，两个月前曾在医院检查血脂高、肝功能偏高，之后入睡难，多梦，劳累后症状加重，伴有胃脘胀满，饮食减少，饮牛奶后容易腹泻，腰酸。矢气频作，大便每日2~3次。患者舌质淡紫，舌尖红，舌苔白，脉弦。

证属脾胃不和，治则健脾和胃，宁心安神。

配方：中脘、天枢、气海、内关、神门、足三里、三阴交、太溪。

操作：中脘穴采用程氏三才法直刺人才（1~1.2寸），振颤催气，平补平泻法；天枢穴采用程氏三才法直刺地才（1.2~1.5寸），振颤催气，平补平泻；气海穴采用程氏三才法直刺人才（1~1.2寸），振颤催气，飞旋补法；内关采用程氏三才法直刺人才（1~1.2寸），振颤催气，平补平泻；神门穴采用程氏三才法直刺天才（0.2~0.3寸），振颤催气，飞旋补法；足三里穴采用程氏三才法直刺地才（1.2~1.5寸），振颤催气，飞旋补法；三阴交穴采用程氏三才法直刺地才（1.2~1.5寸），振颤催气，飞旋补法；太溪穴采用程氏三才法直刺天才（0.2~0.3寸），振颤催气，飞旋补法。

经过4次治疗睡眠有改善，脾胃功能渐复，安眠药用量开始减半，又治疗12次睡眠逐渐安稳，停服用安眠药。每晚睡6~7个小时，疾病痊愈。

【案2】

黄女士，58岁，主诉失眠一年多。曾服用多种药物治疗，但效果不佳，因一年前入睡时，阳台入贼意外受惊所致，伴有头晕头痛、耳鸣、心烦心悸、腰酸乏力，下肢不温。舌质偏红，舌苔白，脉细弦。患者面色少泽，眼周黑暗。

证属肾阳虚弱，火不归源。治则温肾制火，交通心肾。

配方：太溪、神门、心俞。

操作：太溪采用程氏三才法斜刺天才（0.2~0.3寸），飞旋补法；神门采用程氏三才法直刺天才（0.2~0.3寸），振颤催气，飞旋补法；心俞采用麦粒灸法。

经过10次治疗症状明显好转，又治疗10次，睡眠安稳踏实。

【按语】

程莘农治疗失眠，在针刺方式上，主要有3个技术特点。①"三才"进针，《金针赋》记载："且夫下针之先，须爪按重而切之，次令咳嗽一声，随咳下针。凡补者呼气，初针刺至皮内，乃曰天才；少停进针，刺入肉内，是曰人才；又停进针，刺至筋骨之间，名曰地才。"基于此，程莘农提出"程式三才针法"，集点穴、押指、穿皮、进针于一体，取意天、人、地三才，进针时分皮肤、浅部和深部3个层次操作，对针刺深浅的把握，总体以辨证及腧穴所处部位为纲要。②震颤催气法，即手持针，做小幅度快速的提插捻转略加振颤，这种方法可以增强得气感。③飞旋补泻法，即用拇、食两指边提插、边捻转，每捻1次，手指离针柄1次，结合一捻一放两指展开，状如飞鸟展翅，反复数次，目的在于促进针感扩散走动。其将三才针法运用于失眠患者，疗效突出。

9. 张士杰

【案1】

陈某某，女，38岁。患失眠十余年，若环境欠宁静，则通宵达旦不寐，曾多方治疗，罔效。脉浮弦沉弱，舌体瘦小质微红，苔薄白。

援物比类：此病例乃阴虚之不得卧，用壮水之主，以制阳光法，为之针双太溪，得气有如鱼吞钩，当夜即一觉睡至天明。

【按语】

"援物"即临床四诊所得所辨的证候，"比类"即将证进行归纳、综合、全面分析，以求病之本，达"治病必求于本""治之极于一"的境界。张士杰在临床辨证选穴中，严格遵循《黄帝内经》，选取最有针对性的穴位进行针刺，一举生效。应用脏腑辨证，失眠的病因可以分为心脾血亏、阴亏火旺、心胆气虚等，临床表现也各有不同，在治法的拟定上也有所差异。张士杰应用援物比类之法，则不论何脏所发之失眠，可依据《灵枢·邪客》所记载的"今厥气客于五脏六腑，则卫气独卫其外，行于阳不得入于阴……阴虚故目不瞑"，调肾以治，这在临床上值得借鉴、灵活运用。

10. 王居易

【案1】

吴某，女，77岁。主诉：失眠7年，加重4个月余。自2005年患脑梗后致入睡困难、早醒、伴头晕、头昏。大便不畅、矢气多、打嗝、心悸、心烦、易怒、心前区不适。舌暗红，苔略黄腻、少津，脉弦滑。西医诊为蛛网膜下腔出血。高血压病史20余年。

经络诊察：手太阴经、手太阳经、足太阳经异常。

辨经：病在太阳经、太阴经。

选经：太阳经、奇经八脉。

选穴：天柱、玉枕、内关、公孙、后顶。

二诊：睡眠略好，仍有头晕，头目不清，烦躁。食欲改善，餐后仍腹胀，矢气多，打嗝，大便干燥，舌暗，苔黄，脉弦滑数。取天柱、玉枕、大陵、行间、公孙。

三诊：睡眠好转，但眠浅易醒。头晕次数较前减少，头胀，烦躁，食欲差，腹胀，肠鸣、打嗝、矢气，大便干燥。苔薄白，脉弦。病在太阴经、少阳经（脾、肝）。取太白、支沟、阳陵泉、章门、足三里、天柱等穴。

四诊：症均好转（烦躁已好）。睡眠时间延长，但仍较浅。胃胀，食欲改善，便干略好转，有便意，排便较畅。情绪波动较大，干扰睡眠。乏力，动则气短。舌胖，质暗淡，苔薄腻少津，脉弦细。察手太阴经、阳明经、太阳经、厥阴经，足太阴经异常。病在太阴经、厥阴经、太阳经。取太渊、天柱、蠡沟等穴。

五诊：睡眠好转，仍浅。头不清爽。血压偏高（150/70mmHg，140/80mmHg）。情绪不好（喜欢静），胃胀，食欲差。取天柱、通里、照海、内关、公孙等穴。

疗效：治疗5次，症状明显改善。

【案2】

侯某，男，58岁。主诉：失眠5年。症候：不能入睡，早醒不能再入睡。多梦、多思。健忘、头晕，急躁，易感冒。服西药（安眠药）。口苦、口黏。苔腻，黄厚，脉弦滑数。

经络诊察：手厥阴经、太阳经、少阴经、足阳明经。辨经：病在少阴经、手厥阴经。

选经：厥阴经、少阴经、督脉。

选穴：大陵、行间、照海、后顶。

二诊：针后睡眠较前好转。苔黄腻，脉滑。取后顶、尺泽、阴陵泉、足三里、照海。

三诊：仍急躁。易外感咯黄痰。针大陵、行间、照海、列缺，撩魄户。

四诊：急躁减。睡眠仍浅，早醒。少眠则头昏昏然。近日健忘。交心肾、通太阳。针天柱、通里、照海、大陵、列缺、少海，撩魄户。

五诊：睡眠时好时差。急躁已经转轻。取天柱、通里、照海、中脘、丰隆。中药处方：温胆汤加减。

六诊至十诊：仍急躁，睡眠时好时差。取大陵、照海、中脘、丰隆、天柱。

十一诊至十三诊：现头胀。凌晨2点即醒。取神门、照海为主穴。

十四诊：睡眠多梦。苔白少津，脉滑。证为肝肾不足。取气海、三阴交、足三里、太冲、神门。十五诊：失眠多梦有改善，出现右肩痛。撩髓脑（按摩头部的方法）10分钟。六同前加太溪。疗效：失眠减轻。属好转。

【按语】

王居易的针灸诊疗特色，体现在详尽的经络诊察上。在失眠的诊治中，其不拘泥于固定证型、经络、穴位，而是基于失眠的证候结构，通过有所侧重地诊察经络，从变动经脉中分辨出病经，再与证候结构对接（印证），进而针对病经选经、配穴。

其经络诊察理论来源于对腧穴结构的深入认识。王居易从传统视角，阐明了经络、腧穴的"缝隙结构"概念。即当人体有病时，在缝隙中流动的气血，包括组织液、体液等就会发生异常，影响分肉的外壁，流动气血的物理性能也会发生改变。在这种情况下，能够在缝隙间触摸到特殊的有形物质，这是经络诊察的解剖基础。《史记·扁鹊仓公列传》亦载："一拨见病之应，应五脏之俞。"因此，在针刺之前一定要循摸，视其应动者，以判断疾病的性质，进而指导治疗。

王居易治疗失眠的选经方法有5种。①选择病变经脉。当初病，病轻，证候单一，没有累及其他脏腑时，选择本经的井穴和合穴作为针灸处。②选择表里经，包括阳病取阴、阴病取阳、阴阳经并取。③选择手足同名经协同增效。④选择母子经，虚则补其母，实则泻其子。⑤选择奇经八脉，特别是伴随全身证候、精神病、疑难病，不能被十二经解释的失眠选用奇经八脉常有较好疗效。

第五章

针灸治疗失眠的规律与疗效特点

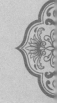

　　针灸治疗失眠的思路多样化，辨证论治、辨经论治及特定部位针灸是针灸治疗失眠的主要依据。张琼琼等整理近30年针灸治疗失眠的临床报告，统计得出三阴交、神门、百会、内关、太冲、心俞、太溪、足三里、四神聪、脾俞、安眠、丰隆、肾俞、印堂、肝俞、胆俞、风池、中脘、神庭、照海、大陵、行间等22个高频腧穴；神门–三阴交、内关–三阴交、太溪–三阴交、足三里–三阴交、内关–神门等5组穴对出现频率最高；督脉、足太阳膀胱经、手少阴心经、足太阴脾经为选用频次较多的经脉。可见，针灸临床一般多是根据失眠的症候特点、病因病机，采用辨证与辨经的方式治疗失眠的。此外，耳针、头针、眼针等特定部位针灸在治疗失眠中亦发挥重要作用。

　　针灸治疗失眠的干预方式众多，如针刺、艾灸、穴位埋线等。Cao HJ等系统评价了针刺治疗原发性失眠的临床研究，发现与空白对照、假针刺相比，针刺降低PSQI评分更为显著；与单用艾司唑仑相比，针刺联合艾司唑仑改善PSQI总分更明显；安全性方面，针刺的不良反应均较轻微且很快消失。Sun YJ等系统评价分析艾灸治疗原发性失眠的有效性及安全性，结果发现：艾灸治疗失眠的有效率明显高于西药、中药；艾灸不良反应主要包括头痛、疲乏、便秘、腹泻等。张笑等分析了穴位埋线治疗失眠的有效性，结果显示穴位埋线有效率优于对照组，差异有统计学意义。

　　本章以辨证论治、辨经论治及特定部位针灸等治疗思路为纲，整理、评述针灸疗法治疗失眠的研究报告，剖析其规律及疗效特点。

第一节　辨证论治

证型的不同，针灸临床的治疗原则、穴位选择亦有差异。故本节从心肾不交、心脾两虚、肝火扰心、痰热扰心、肾阳虚、心胆气虚等不同证型的角度出发，阐述针灸治疗失眠的疗效特点与规律。

一、心肾不交

心肾不交型失眠的病机为肾阴亏虚，心肾不交，君相火旺，心神不安。其以心烦不寐或时寐时醒、手足心热、颧红潮热、舌红少苔、脉细数等为主要症候特点，多见于围绝经期女性。针灸治疗以滋阴降火、交通心肾为原则，常选神门、百会、三阴交、内关、四神聪为主穴，配穴多选用太溪、肾俞、心俞等。针刺、艾灸、穴位埋线及穴位注射是常用的治疗方式。

钱拉拉等运用毫针针刺（安眠、心俞、肾俞、神门、照海）联合交泰丸治疗心肾不交型失眠，并与单纯交泰丸治疗相比较，结果发现试验组有效率明显高于对照组，试验组的PSQI评分及TNF-α、IL-6、IL-1β水平下降更为明。这提示，针刺联合中药可提高临床疗效，改善睡眠质量，其机制可能与针刺调节TNF-α、IL-6、IL-1β水平相关。快捻久留针刺除了具有普通针刺养阴益气、调神开窍功效外，还有持续起效、整体提高的作用。临床研究表明，快捻久留针刺法（百会、四神聪、神庭、神门、内关、三阴交、申脉、照海）联合天王补心丹治疗心肾不交失眠患者的疗效确切，可显著降低PSQI总分，有较高的临床适用性。腹针疗法是以中医理论为指导的，通过针刺腹部特定穴位调整阴阳气机的针灸疗法。李玉洁等以腹针"引气归元"为主方（中脘、下脘、气海、关元）配以商曲、滑肉门、下风湿点、气旁穴治疗心肾不交型失眠，可改善睡眠障碍及日间功能障碍，且有较好的远期疗效，并提高患者血浆5-HT含量。

艾灸治疗心肾不交型失眠的取穴一般以涌泉为主。涌泉穴是足少阴肾经井穴，所出为井，井者，东方春也，万物之始生。肾经之气来源于足下，涌出灌溉周身四处，且涌泉位于足心，乃至阴之地，距心最远。故艾灸涌泉穴不会加重肾水亏虚、虚火上炎的症状，反而得艾火纯阳之性使阳生阴长，使得浮游之火下行复归下焦命门肾宅，心肾之气得以相交，阳入于阴而入夜得寐。贺艳娥采用灸涌泉联合针刺治疗心肾不交型失眠，并与单纯针刺做对比，结果发现治疗后，两组患者PSQI评分及心肾不交症候评分均明显降低，且加用艾灸涌泉穴可进一步提高痊愈率。

穴位埋线是将羊肠线埋于特定穴位的皮下组织中，于针刺、艾灸等治疗方式相比，疼痛感较为明显；羊肠线在体内软化、分解、液化吸收，对穴位产生持续性刺激可长达20天以上，以延长治疗效应，增强疗效。因此，穴位埋线取穴一般较为精简。孙远征等采用原络配穴埋线（神门、支正、太溪、飞扬）治疗中风后心肾不交型失眠，结果发现穴位埋线组有效率明显高于中药对照组，且在症状改善速度、远期疗效、PSQI总分等方面明显优于中药疗法。

穴位注射亦可用于心肾不交型失眠的治疗。其与穴位埋线相类似，强调长效的穴位刺激，使患者在接受较少次数治疗的同时仍可得到相对满意的治疗效果。临床研究表明，在泻南补北针法基础上加用穴位注射（心俞、肾俞）可提高患者近期疗效，改善睡眠时间、睡眠效率及睡眠质量，并减少患者就诊频率，提高患者依从性。

二、心脾两虚

心脾两虚型失眠病机为脾虚血亏，心神失养，神不安舍。以不易入睡、多梦易醒、心悸健忘、神疲食少、四肢倦怠、腹胀便溏、舌淡苔薄、脉细无力为主要症候特点，治疗应以补益心脾、养血安神为原则。针灸配穴多选心俞、脾俞、足三里等。常用的针灸方式包括针刺、艾灸、皮内针、穴位埋线等。

任爽等采用健脾养心针刺法（足三里、脾俞、神门、三阴交、心俞、内关）治疗心脾两虚型失眠，与右佐匹克隆治疗相比较，针刺组可明显改善患者失眠状态，并在改善睡眠质量方面较右佐匹克隆更具有优势。临床研究提示，针刺（百会、神门、三阴交、照海、申脉、安眠、心俞、脾俞、足三里）干预心脾两虚型失眠患者在改善睡眠质量、日间功能障碍及PSQI总分、过度觉醒程度、疲劳程度等方面疗效显著，对交感神经及副交感神经的兴奋性亦有良性调节作用。灵龟八法是根据八卦九宫学说，结合人体奇经八脉气血的会合，取其与奇经八脉相通的八个经穴（八脉交会穴）的按时取穴法。姚俊红等运用灵龟八法针法配合辨证取穴（心俞、神门、脾俞、三阴交、印堂）治疗心脾两虚型失眠，结果发现：灵龟八法针法配合辨证取穴的疗效优于单用灵龟八法针法及单用辨证取穴，且在近、远期改善PSQI总分方面有一定优势。

艾灸补益作用较佳，适宜心脾两虚型失眠。其中，透灸是由高希言教授提出的一种强调艾灸治疗过程中机体反应（潮红、花斑、汗出）及患者感觉（透热、传导）的一种新艾灸技术。透灸运用于失眠是一个渐进有效的过程，初期仅有PSQI评分的变化，后逐渐患者会有从浅睡眠到深睡眠的生理变化。高希言教授着重研究了不同灸量透灸治疗心脾两虚型失眠的疗效差异，结果发现：相比于透灸40分钟，透灸60分钟临床疗效更为显著，对于心脾两虚型失眠症状的改善亦更为明显。这说明，适当延长透灸时间可改善患者入睡时间及睡眠质量。

皮内针是古代针刺留针方法的发展，有"静以久留"之义。皮内针微弱、持久地刺激皮肤神经末梢感受器，通过皮肤-中枢反射，调节中枢神经系统功能而抑制病理兴奋性，以达到持续刺激、巩固疗效、防止复发之功用。侯玉茹等发现，在单纯针刺基础上加用皮内针（心俞、脾俞）可提高愈显率，并可较长时间地改善患者日间功能障碍情况。侯春艳将子午流注理论运用至皮内针治疗心脾两虚型失眠患者，其发现：每日巳时按压刺激三阴交、脾俞及午时按压神门、心俞的临床疗效优于常规时间按压（每日8点前及19点后），对于PSQI及中医症状评分的改善程度亦更为显著。

穴位埋线治疗心脾两虚型失眠的优效性较为明显，且治疗频率低、时间短，更易被患者接受。章少颖等比较埋线（心俞、肝俞、脾俞、肾俞等）、针刺、西药治疗心脾两虚型失眠的疗效差异，结果发现：埋线与针刺的近期疗效均较为满意，能明显改善PSQI总分及各项因子评分，且近期疗效均优于西药；埋线的远期疗效则明显优于针刺及西药，随访时埋线组PSQI总分及各项因子评分均明显低于针刺组及西药组。孙远征则比较了穴位埋线（心俞、脾俞、厥阴俞）与耳穴贴压治疗心脾两虚型失眠的疗效差异，结果表明：埋线组有效率明显高于耳穴组，且在入睡时间、睡眠效率及日间功能的改善优于耳穴组。

三、肝火扰心

肝火扰心型失眠病机为肝郁化火，上扰心神。其以不寐多梦甚则彻夜不眠、急躁易怒、目赤耳鸣、口干而苦、舌红苔黄、脉弦数为主要症候特点，治疗应以疏肝泻火、镇心安神为原则。针灸配穴多选申脉、行间、太冲等，治疗方式以针刺为主，手法多用泻法。

刘思文电针申脉、行间穴（密波）干预肝火扰心型失眠，并与常规针刺对比，结果发现：治疗后，电针组临床疗效、PSQI总分及各项因子评分、肝火扰心症候评分均优于常规针刺组。这提示，加用电针申脉、行间穴可明显改善失眠症状及肝火扰心症候，值得临床应用及推广。季向东等采用针刺（神门、合谷、太冲、百会、印堂）治疗肝火扰心型失眠，发现其可明显降低PSQI评分，并降低血清去甲肾上腺素水平，提升血清5-HT、脑源性神经营养因子基因表达水平。这说明，针刺可改善肝火扰心型失眠患者睡眠质量，相关作用机制可能与其调整血清去甲肾上腺素、5-HT水平及增加脑源性神经营养因子基因表达有关。

四、痰热扰心

痰热扰心型失眠病机为湿食生痰，郁痰生热，扰动心神；或中焦失运，郁阻气机，郁而化热，炼津成痰，痰火扰心；或情志不调，肝失疏泄，气机郁滞，郁而化火，灼津成痰。其以心烦不寐、胸闷脘痞、泛恶嗳气、口苦、舌偏红苔黄腻、脉滑数为主要症候特点。针灸治疗应以清化痰火、宁心安神为原则，多选用丰隆、内庭、曲池、耳尖等穴，治疗方式以针刺、放血等为主。

姜玉辉采用失眠三针（太阳、百会、足三里）联合清热安神汤治疗脑梗死后痰热扰心型失眠，发现可明显改善患者失眠症状及生活质量，且不良反应较少、复发率低。焦玥团队深入研究了痰热扰心型女性原发性失眠患者的针刺方案优选，以10次治疗为一疗程，结果发现：在第二个疗程时体针对失眠、焦虑抑郁的改善效果开始逐渐升高，治疗结束后仍能维持较好的远期效果，腹针疗法初期效果显著，但在第二个疗程时有降低趋势，远期疗效不如近期疗效。因此焦玥团队认为，腹针结合体针是治疗痰热扰心型女性原发性失眠患者的优选方案，可互相取长补短，有良好的近远期治疗效果。

放血疗法源于古代九针之一的"锋针"，用于"泻热出血"，具有通经活络、开窍泻热功效。胡晓阳等运用荥穴点刺放血（少府、大都、行间、前谷、内庭、侠溪）治疗中青年痰热扰心型失眠，并与常规针刺对比，结果发现：荥穴点刺放血的总有效率明显优于对照组，更明显地改善痰热扰心症候积分、PSQI积分及各项因子评分。陈丹珊等采用耳尖放血配合体针治疗痰热扰心型失眠，结果显示，与单纯体针治疗比较，耳尖放血配合体针在改善中医症候和睡眠效率、日间功能障碍方面效果更佳。

五、肾阳虚

在临床实际中，肾阳虚型失眠病人不在少数。肾阳耗损，阳虚阴寒较盛，逼虚阳外越而不入于阴，或肾阳亏虚，不能蒸腾肾阴上济心火，造成心阳独亢而不眠。其以失眠为主症，伴有畏寒肢冷、面色㿠白、舌淡胖苔白润、脉沉迟等症。针灸治疗以温阳安神为大法，多选用肾俞、命门、腰阳关等穴，治疗方式以艾灸、温针灸、穴位贴敷为主。

艾灸能以火补火，温肾助阳，故温阳外治之法首推灸法。其作用于经络腧穴，温通经脉、调和气血、平衡阴阳，使阳复交阴，水火既济，心神得宁，寐寤有节，睡眠-觉醒周期恢复平衡。汤昌华采用温和灸（肾俞、命门）治疗阳虚型失眠，每次艾灸20分钟，每天1次，7天一疗程，在治疗两个疗程后，阳虚型失眠患者的痊愈率为45.65%，总有效率高达91.30%。

温针灸结合针刺与艾灸的优点，以调理脏腑、调节气血与鼓舞阳气、补虚安神并重，以调整全身气血阴阳。罗艳文在普通针刺基础上加用温针（足三里、三阴交、阴陵泉）治疗，结果发现，治疗组的有效率明显高于对照组，其PSQI评分及阿森斯睡眠量表评分低于对照组。这说明，温针灸可明显提升临床治疗效果，改善患者入睡时间、睡眠持续时间、心身状态。杨金亮采用温针灸（心俞、脾俞、肾俞、腰阳关）联合耳穴贴压治疗阳虚型失眠，结果：其有效率与口服艾司唑仑相当，并能改善脑内5-HT、去甲肾上腺素水平及GABA与谷氨酸比值，可改善睡眠质量。

穴位贴敷既有穴位刺激作用，又可通过皮肤组织对药物有效成分的吸收发挥明显的药理效应。姜艳等将归元膏（肉桂、砂仁、黄柏、甘草）贴敷于肾阳虚型失眠老年患者的神阙穴，并与口服唑吡坦作对照，结果显示，归元膏贴敷治疗可明显降低PSQI评分及中医症候评分，治疗效果优于口服唑吡坦。林彦斌采用附子饼穴位贴敷（肾俞、命门）联合温和灸（神阙、气海、关元）治疗中老年男性阳虚型失眠，愈显率为65.80%，总有效率为100%。

六、心胆气虚

心胆气虚型失眠病机为心胆虚怯，心神失养，神魂不安。其以不寐、多噩梦、易惊醒、胆怯心悸、气短自汗、倦怠乏力、舌淡、脉弦细为主要症状。针灸治疗多以温胆益气、养心安神为原则，多选用神门、内关、心俞、胆俞等穴，治疗方式以针刺、艾灸为主。

郭兴慧采用腹针疗法（中脘、下脘、气海、关元、日月等）联合基础药物（酒石酸唑吡坦片）治疗心胆气虚证失眠患者，结果显示有效率为87.87%，明显高于单用基础药物治疗；对于PSQI积分及中医症候积分的改善，腹针联合基础药物亦优于单纯基础药物治疗。艾灸运用于心胆气虚证失眠的治疗常与针刺相结合。李秋佳采用麦粒灸（心俞、胆俞、大椎、至阳）结合针刺（神门、内关等）治疗心胆气虚证失眠患者，其有效率为96.50%，且对于睡眠质量、入睡时间、睡眠时间、睡眠效率、睡眠障碍、日间功能等均有明显的改善效果。

第二节　辨经论治

在经络学说指导下的经络辨证、辨经选穴施治规律是针灸临床的特色所在。从理论上讲，经脉分布联系在哪里，该经脉的穴位就能主治发生在这些部位的病症，即杨继洲《针灸大成》总结的"经脉所过，主治所及"。就本病而言，"神安则寐，神不安则不寐"。"神"则包含"心所主之神"及"脑所主之神"两部分。因此，针灸治疗失眠讲究心脑神并调，辨经取穴多应用督脉、任脉、阴阳跷脉、手少阴心经、手厥阴心包经及足太阳膀胱经的腧穴。

一、督脉

督脉为"阳脉之海"，并与任脉循行相通，既主一身之阳气，又络一身之阴气。其循行"入属于脑"，分支"贯脐中央，上贯心"。可见，通调督脉可振奋阳气、平衡阴阳，又调节心、脑的功能活动，以恢复阴平阳秘、心脑神安的健康状态。临床上，治疗方式以针刺、艾灸、温针灸等为主。

陈理采用针刺督脉经穴（百会、风府、神庭、印堂、大椎）治疗失眠患者，并与常规辨证取穴针刺对比，结果发现督脉经穴组的痊愈率明显高于常规针刺组；督脉经穴组治疗后的PSQI 7项因子评分及总分均明显改善，并优于常规针刺组；随访时，督脉经穴组PSQI 7项因子评分及总分与治疗结束时无明显差异。这提示，针刺督脉穴不仅有良好的即时效应，远期效应亦较为满意。透刺作为一种特殊针法，针刺两穴可跨越数穴，作用面广，刺激量大，较常规刺法能取得较好临床疗效。于学平以百会透神庭、神道透灵台为主穴，透刺治疗原发性失眠患者，并与常规针灸治疗对比，结果提示透刺疗法的愈显率明显高于常规针刺，其对PSQI评分改善作用更为明显。针刺治疗失眠需重视督脉阳性反应点。"痛则不通"，当督脉循行路线上出现压痛点、结节或条索等阳性反应点时，表明督脉不畅，气血运行受阻，则生理功能失常，以致阴阳偏颇，发为失眠；"通则不痛"，只有当督脉的阳性反应点消失后，才能充分发挥其运行气血、调和阴阳的生理功能，使机体气血调和，阴平阳秘。丁莉等比较督脉导气针法（督脉胸腰段阳性反应点、百会）联合艾司唑仑与单用艾司唑仑治疗失眠的疗效差异，在本次研究中发现用督脉导气针法治疗可提高治疗的愈显率，进一步改善患者睡眠时间、睡眠障碍、日间功能评分及PSQI评分，使总睡眠时间、睡眠潜伏期、觉醒次数、睡眠效率等多导睡眠图相关参数趋于正常。

艾灸一般以灸整个背部督脉经为主，上至大椎，下至腰阳关。马恰怡等采用督脉灸联合耳穴贴压治疗失眠，并与单纯耳穴贴压对比，结果发现：督脉灸联合耳穴贴压的总有效率明显高于单纯耳穴贴压，加用督脉灸可进一步改善PSQI量表中睡眠质量、睡眠效率、日间功能评分及总分。督脉灸尤其适于阳虚型失眠患者，可疏经通络，调和气血，振奋阳气，平衡阴阳。朱新枝运用通督灸治疗阳虚型失眠，结果发现：治疗结束后，与睡前口服艾司唑仑相比，通督灸对于阳虚质评分的改善十分显著，对于PSQI评分及失眠严重指数（ISI）评分的改善情况与口服艾司唑仑相近；1个月后随访，通督灸治疗的有效率为83.33%，明显优于口服艾司唑仑的50%，通督灸治疗的PSQI评分、ISI评分优于口服艾司唑仑。这提示，在本次研究中通督灸能改善阳虚型失眠患者的睡眠状况，远期疗效满意，且能通过改善患者阳虚体质以治本。

神道为督脉穴，其"应心，心藏神，穴主神，为心气之通道，主心疾，故名神道"。因此临床常以温针灸神道穴治疗失眠，以宁心安神、通督醒脑。王昆阳等观察温针灸神道穴与口服佐匹克隆治疗失眠的临床疗效差异，结果发现：温针灸神道穴治疗失眠的疗效确切，总有效率与口服佐匹克隆相近；1个月后随访，温针灸神道穴的PSQI评分明显优于口服佐匹克隆，提示温针灸神道穴的疗效维持作用时间持久，疗效稳定性优于口服佐匹克隆。

二、任脉

任脉为"阴脉之海"，与督脉相交。任脉膻中、中脘、下脘等穴可调五脏。可见，针灸任脉穴位既可补阴之不足，又可协调阴阳、脏腑，使阴阳交泰，神安得寐。刺激方式一般包括针刺、艾灸等。

马晓薇等以任脉经穴为主的针刺治疗（百会、神庭、阴交、气海）失眠患者，结果发现治疗组患者ESS量表睡眠质量评分降低明显，焦虑、抑郁评分亦明显降低，且总有效率明显高于对照组（口服安定）。针灸临床上，多任督二脉同用以纠正阴阳偏颇，通畅营卫循行。孙敬青以调补任督法（承浆、膻中、中脘、气海、关元、神庭、百会、大椎、陶道、命门、腰阳关）治疗原发性失眠，结果发现调补任督法的疗效确切，相比于口服艾司唑仑，调补任督法更为显著地降低PSQI评分，尤其是在改善睡眠质量及日间觉醒功能等方面。

艾灸则以铺灸及神阙灸为主。戎姣等对心脾两虚失眠患者进行任脉铺灸（膻中至中极）治疗，在治疗3个疗程（共9次）后，治疗总有效率达92.9%，患者的睡眠质量、入睡时间、睡眠时间、睡眠效率、睡眠障碍、催眠药物、日间功能障碍评分及PSQI总分均明显改善。神阙，又称脐中，有"脐通百脉"之说。《会元针灸学》曰："神阙者，神之舍也，心藏神，脐为神之舍，故脐通心神。"张俊采用神阙隔物灸治疗心脾两虚型失眠，经治疗2个疗程后，总有效率高达95%，PSQI评分及各项因子评分均明显降低，中医证候评分亦明显改善。

三、阴阳跷脉

阴跷脉"属目内眦"，阳跷脉"会任脉于承泣，至目内眦，于手足太阳、足阳明、阴跷五脉会于睛明穴"。二经与目关系密切，利于目之开合，调节人体睡眠。而若阳跷脉亢盛，阴跷脉失于对其制约，阴不制阳而失眠。可见，针灸临床可通过调节跷脉的阴阳盛衰治疗失眠。申脉、照海分别为阳跷脉、阴跷脉之脉气所发，且均为八脉交会穴，是临床上治疗慢性失眠的常用穴位。二穴配合使用，可通过调节阴阳跷脉，达到阴平阳秘以治失眠。跗阳、仆参、然谷、交信、睛明等跷脉穴位，亦可被用于失眠的针灸治疗中。治疗方式以针刺为主。

针刺跷脉穴治疗失眠的优效性研究数量较多。白伟杰等将针刺跷脉穴（申脉、照海、跗阳、仆参、交信、然谷、睛明）与口服艾司唑仑对比，治疗30天后，发现治疗组有效率为90%，明显高于对照组的73.33%；治疗组的PSQI总分及各项因子评分均低于对照组。本次研究表明针刺跷脉穴法治疗失眠有较好的临床疗效，且治疗效果优于口服艾司唑仑。吴文宝等观察针刺申脉、照海联合松郁安神方治疗单纯性失眠的疗效，治疗28天后发现针刺申脉、照海联合松郁安神方疗效确切，在改善入睡失眠、觉醒次数、觉醒时间及缩短浅睡眠、提升深睡眠等方面，针药结合优于单纯中药及单纯针刺。这说明，针刺申脉、照海与松郁安神方可发挥协同作用，提高临床疗效。王莉等比较以照海、申脉为主的针灸治疗与常规针灸取穴治疗的疗效差异，治疗一个月后，发现：试验组总有效率为87.30%，明显高于常规针刺组；治疗后试验组PSQI评分明显低于常规针刺组。这提示，以照海、申脉为主穴的针刺方法治疗失眠的疗效优于常规针刺。尹红博等将120例原发性失眠患者随机分为三组，分别予针刺申脉（A组）、针刺照海（B组）及针刺申脉、照海（C组）治疗，结果发现：治疗后，与治疗前相比，C组的多导睡眠图、睡眠进程及睡眠结构的相关参数均有明显改善，但A组、B组仅有部分参数与治疗前相比有显著差异；A组、B组的部分参数与正常组相比仍有差异，而C组多导睡眠图各项参数与正常组相比无显著性差异。这提示，申脉、照海二穴合用对原发性失眠患者睡眠改善作用要明显优于单取申脉或照海治疗。

四、手少阴心经及手厥阴心包经

手少阴心经"起于心中，出属心系"，并"系目系"；手厥阴心包经"起于胸中，出属心包"。手少阴心经循行经过心、目、脑，心包则代心受邪。因此，针灸手少阴心经、手厥阴心包经腧穴可调节心神，以神安助眠。其中，神门为心经原穴、输穴，内关是手厥阴心包经络穴、八脉交会穴，二穴均善于宁心安神，是治疗失眠的常用穴。通里、大陵等手少阴心经及手厥阴心包经腧穴，亦被用于治疗失眠。治疗方式以针刺为主。

苏东等以针刺心经原络穴（神门、通里）为主治疗虚证不寐，与口服艾司唑仑对比，治疗2个疗程（28天）后，结果发现：针刺组有效率为97.44%，明显高于西药组；针刺组的PSQI评分及各项因子评分均明显改善，且均优于西药组；针刺组不良反应的发生率低于对照组。这提示，针刺心经原络穴治疗虚证失眠疗效肯定，且不良反应少。段礼宁等采用针刺心包经原络穴（内关、大陵）配合井穴（少商）放血治疗痰热扰心型失眠，并与传统针刺对比，结果发现：治疗组有效率为96.67%，明显高于对照组；治疗后，治疗组的PSQI评分及中医证候积分的改善情况均优于对照组。这说明，在一定程度上针刺心包经原络穴配合井穴放血治疗痰热扰心型失眠的临床疗效优于常规针刺。

五、足太阳膀胱经

足太阳膀胱经循行入脑，五脏俞均属足太阳膀胱经腧穴，其与督脉亦有部分相通。故调节膀胱经之经气可使阴平阳秘、五脏调和、气血调达、神志得安。

针灸治疗方式一般包括针刺、走罐、滚针等。

李欧静等以针刺五脏俞加膈俞为主治疗女性更年期失眠，并与常规西药对比，治疗9周，结果发现：治疗后，观察组PSQI各项指标评分及总分明显低于治疗前，且低于对照组；观察组雌激素、尿促卵泡素、促黄体生成素水平均明显改善，且优于对照组；观察组总有效率98.3%，高于对照组。可见，针刺五脏俞加膈俞配神门穴可有效提高患者睡眠时间和质量，对女性更年期失眠的治疗有一定的临床价值。

走罐作用部位的范围较大，调节膀胱经气效果较佳。郭清等利用走罐（颈项至腰部沿足太阳背部侧线）联合电针治疗失眠患者，并与电针、西药治疗对比，结果发现：治疗后，针罐组有效率为90.50%，明显高于电针组及西药组；治疗后4周，针罐组的复发率为15.80%，低于电针组及西药组；治疗后8周，针罐组复发率为18.40%，明显低于西药组，与电针组无明显差异。这提示，加用膀胱经走罐可提升近期疗效，并一定程度上降低复发率。

滚针具有刺激面积大、疼痛较少的特点，刺激部位以背部膀胱经一、二侧线及督脉为主。王成伟等采用滚针治疗非器质性慢性失眠患者，与氯硝西泮对比，经过治疗4周，结果显示：治疗后，滚针组有效率82.20%，明显高于药物组；3个月后随访，两组有效率无明显差异；治疗后及3个月后，滚针组的SQLI生活质量指数量表（Spitzer Qualitu of Life Index，SQLI）中生活指数积分均高于药物组。本次研究说明，滚针近期疗效显著，并可明显提高患者生活质量，提示积极有规律的持续治疗对患者是有帮助的，值得临床推广运用。

第三节　特定部位针灸

除上述传统的针灸治疗方式外，在某些特定部位进行针灸是针灸疗法的重要组成。特定部位的选择有别于传统的十四经腧穴理论，主要依据中医经典以及西方的生物全息理论、大脑皮层功能定位、人体解剖学等理论。目前，运用于失眠治疗比较广泛的特定部位针灸方法主要是耳针、头针、眼针等。

一、耳针

《灵枢·口问》云："耳者，宗脉之所聚也。"即认为十二经脉皆汇聚于耳，耳与经脉、脏腑联系密切。十二经脉中，手足少阳经脉、手太阳经脉、手阳明经别均入耳中；足阳明经上耳前、足太阳经至耳上角；其余6条阴经亦可通过经别与阳经相合，与耳相关。因此，刺激耳部穴位可疏通周身经络气血、调理脏腑功能。

西医学认为，耳部分布着耳大神经、枕小神经、舌咽神经、面神经、迷走神经分支、交感神经等丰富的神经和各种神经感受器。20世纪50年代，法国学者P.Nogier提出了42个耳穴点和经典的"倒置胚胎"的耳穴图。生物全息理论认为，耳廓可看做独立的全息元，作为人整体的缩影。人体各部位的异常可通过全息反射通路在耳穴引起相应的变化，这是耳穴诊断疾病的依据；而对耳穴进行刺激亦可以通过全息反射通路调节相应的器官功能，以防治疾病。

治疗失眠时，多选用神门、心、脾、交感、皮质下等穴，以补益心脾，宁心安神；失眠日久，必损及肾，可加用耳穴肾，以补肾、健脾、宁心，安神助眠。埋针、压丸、刺血为主要的耳穴刺激方式。

埋针法多以揿针型皮内针刺激耳穴。梁肖媚采用揿针治疗老年原发性失眠患者，取神门、交感、皮质下、心、脾、肾、垂前等穴，左右耳交替，治疗30天后，总有效率达91.4%，且揿针组患者在睡眠质量、睡眠效率、日间功能障碍评分及PSQI总分均显著优于治疗前和艾司唑仑组。梁虹等用揿针联合艾司唑仑对比单用艾司唑仑，观察对失眠患者的近期和远期疗效。结果发现，揿针、艾司唑仑联合组的近期疗效和远期疗效均显著优于单用艾司唑仑组，PSQI评分及ISI评分亦显著优于单用组。本研究提示，耳针可起到持续刺激作用，增强近远期疗效，有助于降低药物依赖性。

压丸法临床使用最为广泛，多使用王不留行籽或磁珠贴压在耳穴上。王沫用耳穴压豆治疗100例失眠患者，选穴为皮质下、交感、内分泌、神门、心、肾、肝、脾等穴，用王不留行籽贴压法治疗1个月。治疗后，患者入睡时间、睡眠总时间、醒觉次数、睡眠质量评价均较治疗前显著改善。王澍欣等观察单侧耳压、双侧耳压和常规针刺治疗失眠患者的疗效，结果显示3种治疗方法均可显著降低PSQI及ESS嗜睡量表评分，但组间比较无显著差异。该研究提示单侧耳压法治疗失眠安全有效，且与双侧耳压、常规针刺疗法疗效相当。

耳穴刺血是指用三棱针在耳穴处点刺出血的治疗方法。李维霞采用俞募配穴法联合耳穴刺血治疗失眠，治疗后患者的PSQI量表评分在睡眠质量、入睡时间等方面均显著下降，中医证候量表评分显著下降，治疗的总有效率达92.50%；且针灸联合耳穴刺血组安全性显著高于西药组。有学者采用不同频率的耳穴割治法治疗失眠患者。高频率组患者，隔2日治疗1次，每周治疗2次；低频率组患者两周治疗1次；2组患者均治疗4周。结果显示2种频次治疗对失眠均有显著疗效；与低频组相比，高频组疗效更为显著，能够更好地提高睡眠效率、改善睡眠质量、延长睡眠时间。

【病案】

周某，女，56岁，退休工人。失眠1年，加重3个月。西医诊断为神经衰弱。表现为近3个月来夜间入睡困难，晚上10点上床，勉强入睡后于夜间1点钟左右醒来，且醒后入眠困难；伴多梦，心烦，倦怠乏力，面色无华，头痛头晕，心悸健忘，纳食无味；舌质淡白，舌体胖大有齿痕，苔白，脉细弱无力。

辨证属心脾两虚型。治以补益心脾，益气养血，宁心安神。

选穴：神门、肾、交感、皮质下、脑、心、脾。耳廓皮肤常规消毒后，用磁珠耳压贴，对准所选之穴贴上，轻轻按压，直至有肿胀酸痛即可。嘱患者每天自行按压5~6次，每次每穴位按压20次，3天后换另一只耳穴磁珠贴压，3个月为1个疗程。患者经治疗后睡眠恢复正常，伴随症状消失。

二、头针

头针是基于传统的针灸理论和大脑皮层的功能定位发展起来的针刺疗法。《素问·脉要精微论》曰："头者精明之府""头为诸阳之会"。手足六阳经皆上行于头面，阴经的经别通过相合于表里阳经经脉而达头面，督脉入络脑。因此，头面部是经气汇聚的重要部位，可通过刺激头面部而达到疏通经脉、调节脏腑之功。

西医学认为，大脑皮质的功能在相应的头皮部位存在投影关系，因此，刺激相应的头皮可调节相对应的大脑皮层的功能。相应的头皮部位即头穴线，可分为颞区、顶区、额区、枕区4个区，14条标准治疗线。

失眠病位在脑，故使用头针治疗失眠，可加强镇静安神之功。有头针与常规疗法治疗失眠疗效比较的系统评价与Meta分析结果表明，头针或头针联合常规疗法治疗失眠效果优于单用西药或单纯常规针刺。头针治疗失眠，多采用毫针针刺。

卢金景将失眠患者随机分为头针组和普通针刺组，头针组予头皮针针刺四神聪、额旁2线、额旁1线、额中线治疗，普通针刺组予常规针刺神门、安眠、三阴交、足三里、太冲等穴。结果头针组总有效率为94.66%，显著优于普通针刺组。有学者观察焦氏头针和普通针刺治疗肝郁化火型失眠的疗效差别，结果发现头针组在阿森斯失眠量表、PSQI评分及中医证候评分方面均优于普通针刺组，且头针组总有效率为93.33%，优于普通针刺组的80%。孙鹏采用电针情感区（从神庭至囟会及其向左、右各1及2寸的平行线）治疗失眠。两组采用电针针刺。常规组留针30分钟，对照组在30分钟的基础上再延长30分钟。结果发现：两组患者的PSQI及中医证候评分均显著降低，疗效肯定；长留针组的治愈率及总有效率均显著高于普通留针组。本研究认为长留针有助于加强头针治疗失眠的临床疗效。

【病案】

患者，男，45岁，教师。主诉：入睡困难、易醒、多梦2年余，加重1个月。平日教学、科研工作压力大，渐出现入睡困难，入睡后多梦，常早醒且不易再睡，次日即感头昏头痛，倦怠乏力。近1个月症状加重，曾服地西泮等西药及多种中成药（具体药物不详）无效。刻下症：精神萎靡、头晕耳鸣、口苦、心烦易怒、腰膝酸软；舌红、少苔，脉细数。

诊断：不寐（阴虚火旺型）。

取穴：采用陕西头皮针中的伏像头（在冠矢点前3cm为头颈部，伏像头位于头颈部前2/3处）、伏脏上焦（额正中线至左、右额角间区域，每侧各分上、中、下三焦，伏脏穴区总长6.5cm，其中上焦长3cm）、思维（位于额骨隆突之间，眉间棘直上3cm处）、信号（耳尖至枕外隆凸上3cm处连线的前1/3与后2/3的交界处）、记忆（在顶骨隆突，以人字缝尖为顶点向左前下方和右前下方分别画一直线，与矢状缝分别成60°夹角。

操作：施针前选准穴位，穴位皮肤常规消毒后，选用华佗牌0.40mm×15mm毫针，医者用拇指、示指、中指在距离针尖10mm处将针夹紧，保持针体平直，垂直进针，要求进针方向与穴位所在平面保持垂直。施术时，以肩关节为轴，上臂带动前臂发力，以前臂带动腕关节垂直用力，快速飞针，针尖刺透皮肤，直达骨膜，以右手拇、示、中指捏住针柄行小幅度快频率捻转（160次/分钟左右），使针身发生轻微震颤，然后医者加重指力，以增强针感，得气后留针30分钟。每日治疗1次，每周治疗5次，10次为一疗程。

8次后，明显见效，患者经治疗2个疗程后，上述诸症基本消失，容易入睡，精神良好，能睡眠6小时，偶尔有梦，微觉乏力。

三、眼针

眼针以中医脏腑经络学说和五轮八廓学说为理论基础。《灵枢·口问》曰："目者，宗脉之所聚也。"根据经脉所过，主治所及的原则，眼针是根据疾病的所属经脉以刺激相应的眼分区进行治疗，这为眼针治疗全身疾病提供理论基础。《内经》提到："五脏六腑之津液，尽上渗于目""目者，五脏六腑之精也，营卫魂魄之所常营也，神气之所生也。"说明眼靠五脏六腑之精气濡养，眼亦是脏腑精髓的体现，是神明意气产生的部位。《证治准绳》引用了华佗的一段话："目形类丸……内有大络六，谓心、肺、脾、肝、肾、命门各主其一，中络八谓胆、胃、大小肠、三焦、膀胱各主其一，外有旁支细络莫知其数，皆悬贯于脑，下连脏腑，通畅血气往来以滋于目。故凡病发，则有形色丝络显现，而可验内之何脏腑受病也。"彭静山教授受此启发，联系中医的五轮学说，首创眼针，并确定了眼周八区十三穴，提出可根据白睛络脉的变化及辨证进行眼针针刺，调节相关脏腑的功能，从而达到诊治疾病的目的。

不同证型的失眠可用眼针进行辨证治疗。此外，眼与脑部位相近，功能亦相互影响。脑髓不足则人之心神、意识、神明皆受到影响，睡眠亦会异常，刺激眼周的穴区可通过经络进而调整脑的功能，治疗失眠。刘光辉等对眼针治疗失眠的随机对照研究进行系统评价和Meta分析，结果显示眼针治疗失眠疗效肯定，无严重不良反应，且降低中医证候积分及PSQI、睡眠自评量表评分。眼针的刺激方式主要是毫针针刺和埋针。

有学者采用眼针结合归脾汤治疗失眠。治疗组予心、脾、肾区眼针针刺结合归脾汤，对照组仅予归脾汤，治疗组的总有效率显著高于对照组。刘露阳等用眼针对比常规针刺治疗卒中后失眠。眼针组予双侧上焦区、心区针刺治疗，常规针刺组选取印堂、四神聪、安眠等穴。治疗2个疗程后，眼针组与普通针刺组均疗效显著，且差异无统计学意义。这表明眼针与普通针刺治疗卒中后失眠疗效相当，且眼针相比普通针刺有取穴少、针刺浅、操作简便的优点。李禹瑭采用眼针穴区埋针治疗失眠。取双侧心区为主穴。配穴：心脾两虚证加双侧脾区，痰热内扰证加双侧胆区，肝郁化火证加双侧肝区。观察组采用无菌皮内针埋针治疗，留针24小时，对照组予常规针刺。治疗结束时及治疗结束后1个月，两组患者PSQI总分及各项评分均显著下降，且眼针组降低程度显著大于对照组。本研究认为眼针穴区埋针治疗失眠疗效肯定，其即刻疗效和疗效的维持均优于常规针刺。

【病案】

何某，37岁，公社社员，1972年1月15日就诊。主诉：8年前开始失眠，每夜眠少，头痛，心中憋闷，时常无故欲哭，久治不效。检查：精神倦怠，形体瘦弱，面赤，舌质干，右寸脉独数，眼下睑肺区血管增粗，右眼更为明显。

辨证：证见目赤舌干，右寸独数，乃肺经郁热为病。

治疗：针右眼肺区，留针15分钟。起针后，委屈欲哭之感消失，精神恢复正常，继续针5次，痊愈。

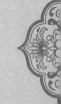

在临床治疗失眠的实践中，传统的针灸疗法疗效确切，应用广泛。近年来，随着各种实验研究的探索，神经电生理学、分子生物学等相关研究的发展，针灸治疗失眠的机制研究取得了一定的进展。目前针灸治疗失眠的机制研究主要集中在神经递质、免疫细胞因子、内分泌激素、抗氧化防御系统、神经电生理、即刻早期基因等方面。

第一节　针灸对神经递质的影响

大脑皮质、脑干、丘脑、下丘脑、杏仁核群、视交叉上核等中枢特定结构的主动活动与睡眠–觉醒节律密切相关。这些特定结构可产生神经递质来调节睡眠，影响不同的睡眠时相。与睡眠–觉醒密切相关的神经递质包括单胺类、氨基酸类、肽类和其他类神经递质。大量研究表明，针灸可以通过调节神经递质而治疗失眠。

一、针灸对单胺类神经递质的影响

与睡眠显著相关的单胺类中枢神经递质包括：5–羟色胺（5–hydroxytryptamine，5–HT）、5–羟吲哚乙酸（5–hydroxyindole acetic acid，5–HIAA）、去甲肾上腺素（noradrenaline，NE）、多巴胺（dopamine，DA）等。针灸对这些单胺类中枢神经递质均有不同程度的调节作用。

5–HT是一种具有生物活性的吲哚类衍生物，在机体中广泛分布。5–HT致眠学说最早是由Czieman和Koella在1969年通过大量研究提出的。此后更多的学者对5-HT的致眠作用进行了实验设计和研究。5-HT位于中缝核团、延髓和脑桥中，主要与NREMs相关，对睡眠具有双向调节作用，既可较显著的加深睡眠，又可促进觉醒，利于睡眠-觉醒周期的建立。5-HIAA是5-HT在脑中的主要代谢途径，也是5-HT的代谢终产物，其含量的变化可反映脑内5-HT水平的变化。脑内的NE主要由低位脑干的肾上腺素能神经末梢合成和分泌，与REMs及觉醒的维持相关。脑中NE含量的下降可降低对觉醒的维持作用，且通过降低5-HT的拮抗效应从而提高睡眠质量。DA的水平与睡眠觉醒节律密切相关。目前多认为，DA对大脑有整体兴奋的作用，对睡眠具有抑制作用；脑内DA神经元兴奋，觉醒增加，睡眠减少；脑内DA神经元抑制，觉醒减少，睡眠增加。DA发挥作用和储存主要通过DA受体和DA转运体，因此，通过干预DA受体和DA转运体亦可干预睡眠觉醒。

　　动物实验中，腹腔注射对氯苯丙胺酸（para-chlorophenylalanine，PCPA）后的大鼠睡眠-觉醒周期明显消失，表现为昼夜节律混乱，日夜活动增多。其脑内、下丘脑、脑干、海马、大脑皮层中5-HT的含量均下降，脑内、脑干组织中的NE含量上升，下丘脑中的NE含量上升或无变化，脑内、脑干组织中的DA的含量多升高。

　　大量的动物实验研究表明，针刺可显著影响失眠大鼠脑内单胺类神经递质的含量。这可能是针刺提高睡眠质量的作用机制之一。针刺干预PCPA化的失眠大鼠后，可使其下丘脑、脑干组织中下降的5-HT、5-HIAA的含量显著升高，NE的水平降低，且以电针的升高作用更为明显，2Hz的升高作用优于50Hz和100Hz。PCPA造模结束当天即针刺大鼠神门和三阴交，电针后3小时、6小时和12小时，下丘脑5-HT含量升高，NE含量降低。针刺内关、神门、足三里、三阴交、申脉、照海7天后能增加PCPA化失眠大鼠脑内5-HT免疫阳性细胞数量。麦粒灸三阴交、神门可使失眠大鼠下丘脑5-HT、5-HIAA质量分数提高，降低NE和DA的质量分数。这都提示针刺及艾灸促进PCPA化失眠大鼠的睡眠作用可能是通过调节脑内5-HT、NE、DA平衡，促进其睡眠-觉醒节律的恢复而实现的。对大鼠外周血清单胺类神经递质的研究证明，PCPA化的失眠大鼠血清NE、DA含量明显升高，电针PCPA化的失眠大鼠百会、左神聪穴连续7天，可显著降低血清NE、DA含量；针刺百会+神门、百会+三阴交、百会+非经非穴均可显著降低其血清NE、DA含量，而血清5-HT含量变化不明显。这可能与5-HT较难通过血脑屏障有关。

近年来，采用脑电超慢涨落图技术（Encephaloflugram Technology，ET）检查患者脑内神经递质的变化被广泛应用于失眠患者的研究中。有学者应用ET记录失眠患者治疗前后5-HT、NE、DA数值变化，结果表明，单独电针神门穴（双）和电针百会穴、神门穴（双）、三阴交穴（双）均可使DA水平降低，5-HT、NE数值在治疗前后差异不大；而二者在调节DA、NE含量方面无显著差别，在对5-HT的含量均有所调整。运用董氏奇穴治疗失眠的研究表明，浅刺镇静穴、山根穴2个疗程后，失眠患者脑内的5-HT的相对功率明显提高。有学者艾灸卒中后睡眠障碍患者的百会、涌泉穴，每日1次，每周6次，连续4周，治疗前后用ET测定患者脑中5-HT、NE的水平，结果发现艾灸可有效改善患者的睡眠质量及其伴随的抑郁状态，并可显著提高脑内5-HT和NE的含量。

临床研究多认为失眠患者多表现为血浆5-HT水平降低，NE水平升高，DA水平降低。对失眠心肾不交的老年失眠患者的临床研究表明，针刺可明显提高其血浆5-HT含量。腹针"十字坐标经典穴组"治疗老年失眠的临床研究表明，该疗法可显著提高患者的血浆5-HT含量、降低NE的含量。耳撳针（肾、心、肝、神门、交感、内分泌）联合耳尖放血治疗围绝经期失眠患者的研究表明，耳撳针联合耳尖放血可显著提高患者血清5-HT水平，降低血清NE水平。耳穴贴压（颈椎区、神门、心、皮质下、肝、枕）治疗肝火扰心型颈性失眠的临床研究表明，治疗4周后，患者的失眠改善明显，且血清5-HT水平较治疗前升高，DA含量降低。

二、针灸对氨基酸类神经递质的影响

睡眠-觉醒周期的建立是复杂的神经生理过程，涉及多种神经递质的调控。其中，氨基酸类神经递质发挥了重要作用，如γ-氨基丁酸（γ-aminobutyric acid，GABA）、谷氨酸（glutamic acid，Glu）等。针灸可显著改善失眠症状，且对血清GABA、Glu水平有调节作用。

GABA和Glu是哺乳动物中枢神经系统内最为重要的氨基酸类神经递质。GABA是抑制性神经递质，对大部分神经元可发挥抑制作用，脑内尤其是下丘脑中的GABA参与睡眠-觉醒的调节。睡眠状态下脑内释放的GABA是清醒时的3倍左右。因此，GABA含量减少会导致失眠。Glu是兴奋性神经递质，可增加皮质细胞活动，引起神经兴奋，维持觉醒。若脑内Glu含量过高，会导致失眠。

有学者针刺四神聪、百会治疗PCPA化的失眠模型大鼠，分为手针组和电针组，均连续治疗7天。治疗后两组大鼠下丘脑GABA水平明显升高，Glu水平明显下降；且电针组对GABA水平和Glu水平改善更为显著。有学者观察电针的不同留针时间对失眠大鼠氨基酸类神经递质的影响。大鼠腹腔注射PCPA后，睡眠-觉醒周期消失，下丘脑Glu含量、Glu/GABA比值显著高于对照组，而GABA含量变化无显著差异。对三组模型大鼠每天分别电针神门、三阴交10分钟、20分钟、30分钟，连续治疗6天后，三组大鼠睡眠-觉醒周期恢复，下丘脑Glu含量、Glu/GABA比值均显著降低，与模型组和安定组比较均差异显著；GABA含量均有所升高，电针20分钟和30分钟组与模型组和安定组相比均有显著差异。这提示，电针可通过降低下丘脑Glu含量和Glu/GABA比值、升高GABA含量，使PCPA化大鼠睡眠-觉醒周期恢复。有学者用不同灸量（3壮、5壮、10壮）的麦粒灸，灸PCPA化失眠模型大鼠的神门、三阴交二穴，结果发现，三组麦粒灸治疗均可使失眠大鼠的睡眠-觉醒周期恢复，上调其下丘脑GABA含量，下调其Glu含量；三组中，以3壮组疗效优于其他两组。

临床试验结果表明，单独电针神门穴（双）和电针百会穴、神门穴（双）、三阴交穴（双）均可使失眠患者在入睡时间、夜间苏醒、总睡眠时间、总睡眠质量等各因子得分及总分与治疗前相比有显著差异，且用ET分析发现，两组患者治疗后的GABA水平显著升高、Glu水平显著下降；二者在调节GABA和Glu水平上无显著差异。浅刺失眠患者镇静穴、山根穴2个疗程后亦可提高脑内GABA的相对功率。有学者采用引火归元灸（艾灸涌泉）结合针刺印堂、四神聪、安眠、神口、照海、申脉治疗失眠，1个月后，总有效率达94.44%，且患者血清GABA值显著升高。

三、针灸对胆碱类神经递质的影响

乙酰胆碱（acetylcholine，Ach）属胆碱类神经递质，是中枢神经递质的重要组成部分，积极参与睡眠-觉醒周期的调节。针灸可以通过调节Ach水平改善失眠。

对大鼠采用限制性制动法进行失眠造模的研究，造模成功后的失眠大鼠丘脑和脑干中Ach的含量显著增加；给予失眠大鼠电针神门、三阴交两穴，15分钟/天，连续治疗4天后，改善失眠疗效显著，且可显著降低其升高的Ach含量。

有两位学者均用电针分别刺激单穴（神门）和配伍腧穴（百会、神门、三阴交）治疗原发性失眠，并应用ET观察失眠患者Ach水平的变化。结果表明，电针刺激单穴和配穴均可有效治疗原发性失眠，但对Ach影响均不大。这与动物实验的研究结果不一致，可能与动物实验以大鼠脑组织进行检测，上述临床研究通过ET检测Ach有关。

四、针灸对肽类神经递质的影响

针灸可调节的与睡眠显著相关的肽类中枢神经递质包括食欲素、神经肽Y（neuropeptidey，NPY）、血清P物质（substance P，SP）等。

1. 针灸对食欲素的影响

食欲素，又名食欲肽、增食素，是一种合成神经肽，由位于下丘脑外侧部的食欲素神经元分泌，包括食欲素A和食欲素B。最初对于食欲素的研究主要集中在其对于摄食行为的调节，近年来的研究表明食欲素A具有强烈的促觉醒作用，与维持觉醒状态密切相关。

实验研究表明，针刺可显著抑制失眠大鼠下丘脑食欲素A水平的表达。赵小明、张健选用不同强度电针刺激失眠大鼠，并观察其对下丘脑食欲素A表达情况的影响。结果发现失眠模型大鼠下丘脑食欲素表达水平较对照组明显升高，食欲素A阳性神经元表达量更多，染色较深；弱刺激电针组和强刺激电针组大鼠下丘脑食欲素A表达水平较失眠模型组显著下降，食欲素A阳性神经元表达量较少，染色较浅，强刺激电针组效应更加显著。

临床研究显示，失眠患者的血清食欲素A水平显著高于正常睡眠者，针刺治疗可下调其水平。有学者采用"老十针"组穴治疗慢性失眠患者，疗效显著，且结果发现该疗法可显著降低患者的血清食欲素A含量，这可能是该针法治疗失眠的作用机制。有研究者用经颅重复针刺激疗法治疗卒中后失眠患者，亦发现该疗法可降低患者血清食欲素A含量且安全有效。有学者采用针刀与针刺相结合的舒筋调神法治疗失眠，结果显示总有效率为88.50%，轻、中度患者治疗后PSQI评分显著降低，患者血浆食欲素A含量显著降低。

2. 针灸对NPY和SP的影响

NPY和SP均为与睡眠－觉醒周期显著相关的肽类神经递质，在中枢神经系统主要分布于与情感调节相关的区域，外周主要存在于交感神经末梢，外周NPY、SP水平的变化可在一定程度上反映中枢的变化，二者均具有调节生物昼夜节律的作用。NPY在大脑中以基底节区的尾状核和豆状核壳部含量最高，可促进睡眠和调节 REM 睡眠。SP 的作用与 NPY 相反，为兴奋性神经递质，具有促觉醒的作用。

有对失眠模型大鼠血清 NPY 的研究结果显示，PCPA 化的失眠大鼠（模型组）血清 NPY 含量显著低于空白对照组，经过重灸（化脓灸）、揿针针刺或温和灸心俞、脾俞、肾俞后，失眠情况均显著改善，且血清 NPY 水平较模型组均显著升高，重灸组血清 NPY 水平升高最为显著。提示失眠与 NPY 水平下降显著相关，重灸、针刺、温和灸背腧穴可显著改善失眠，其中重灸的疗效最好，这可能与其提高血清 NPY 水平有关。

对睡眠正常者和失眠患者血清 NPY 和 SP 水平的对照研究表明，与正常对照组相比，失眠患者血清 NPY 水平显著偏低，血清 SP 水平显著升高，且血清 SP 水平与失眠的病程、汉密尔顿焦虑量表（Hamilton anxiety scale，HAMA）总分和 PSQI 总分无明显相关。有学者用旁刺阿是穴结合音乐疗法治疗失眠，结果患者治疗后在入睡时间、睡眠时间、睡眠效率及 PSQI 总分方面较治疗前改善明显，且治疗后血清 NPY 水平显著升高，SP 显著降低。有学者用耳穴埋豆联合桂枝龙骨牡蛎汤治疗失眠患者，在本研究中，该疗法能显著改善患者睡眠质量，且可使患者血清 NPY 水平显著升高，SP 显著降低。以上两项研究虽有其他疗法的参与，但针刺、耳穴压豆均起重要作用。

五、针灸对其他类神经递质的影响

一氧化氮（nitrogen monoxidum，NO）是中枢神经系统细胞间信使分子，在中枢和外周均可发挥其特殊的生理效应，参与包括睡眠–觉醒周期等多种生理功能的调节。而一氧化氮合酶（Ntric oxide synthase，NOS）是催化产生内源性 NO 的唯一酶类，可以在很大程度上决定 NO 的生物学效应。NOS 在与睡眠有关的中枢神经系统部位中广泛分布，且均可产生 NO。不同水平的 NO 可对机体可产生双重作用，一方面 NO 可通过环磷鸟嘌呤核苷去除氧自由基，保护脑神经元；另一方面，过量的 NO 能转变为很强效应的氧自由基，加重脑损伤。

有学者研究发现，运动性失眠大鼠 48 小时睡眠障碍后大脑内的 NO 含量较正常组大鼠明显升高，沿督脉方向皮下针刺百会穴可显著改善失眠大鼠症状，降低其脑内 NO 的水平。另一研究发现，电针 PCPA 化失眠大鼠风池和供血两穴后，也可显著降低其脑组织中过高的 NO 含量。观察不同留针时间电针对 PCPA 化失眠大鼠脑内的实验结果发现，电针神门、三阴交穴 10 分钟、20 分钟、30 分钟均显著可下调其过高的NO及NOS活性，其中电针20分钟组效果最为显著。观察不同灸量麦粒灸对PCPA化失眠大鼠脑内的实验结果发现，麦粒灸神门、三阴交穴3壮、5壮、10壮治疗后，NO含量及NOS活性均降低；其中麦粒灸3壮效果最佳。

第二节　针灸对免疫细胞因子的影响

免疫功能的改变对于睡眠过程的影响巨大，反过来失眠亦可影响免疫细胞及细胞因子活性表达。目前的研究结果表明，TNF、IL-6、IL-1β为参与睡眠的免疫调节的主要细胞因子，而针灸可通过调节患者TNF-α、IL-1β、IL-6等细胞因子的水平治疗失眠。

TNF主要分为TNF-α、TNF-β，多由淋巴细胞和巨噬细胞产生。睡眠-觉醒周期与血浆中的TNF含量有关，随着昼夜交替，TNF的含量亦随之变化。TNF可诱发睡眠，可能是与其可促进大鼠脑内5-HT的合成并提高5-HIAA的含量有关。细胞因子IL-6由多种免疫或免疫辅助细胞生成，可参与免疫反应及中枢神经和内分泌的调节，对睡眠调节有重要影响。研究发现将IL-6注入大鼠脑室可显著延长其NREMs。IL-1β可作为一种促睡眠因子，通过静脉或中枢给药，亦可促进鼠、兔、猫等多种动物的NREMs。

大量实验研究结果表明，针刺可显著调节失眠大鼠脑内TNF-α、IL-6、IL-1β水平，从而调节睡眠。有学者研究针刺对不同时段睡眠剥夺所致失眠大鼠模型的研究结果表明，针刺能显著改善睡眠剥夺大鼠的精神状态，显著提高睡眠剥夺大鼠IL-1β、IL-6、TNF-α的含量，达到治疗失眠的目的，且治疗越长，效果越明显。吴建丽等观察不同频率（2Hz、50Hz、100Hz）电项针对睡眠剥夺大鼠下丘脑内免疫因子IL-1β、IL-6和TNF-α含量的影响，选穴为风池、供血。结果显示，与模型组相比，各个频率组IL-1β、IL-6和TNF-α含量均显著升高，其中促眠作用最好的是2Hz组。关于不同间隔时间电针治疗失眠大鼠的研究显示，电针PCPA化失眠大鼠神门、三阴交穴，以6小时、12小时、24小时作为治疗间隔，治疗6天后，均可明显提高失眠大鼠下丘脑IL-1β含量，且间隔6小时、12小时电针组升高IL-1β的作用好于间隔24小时电针组。顾轩庭选用头针（百会、印堂）治疗PCPA化失眠大鼠，结果显示头针治疗可显著增加失眠大鼠脑内IL-1β、IL-6和TNF-α的浓度，较西药（艾司唑仑片）更为显著。有学者采用针刺补泻跷脉观察对失眠大鼠外周血清IL-1β的含量的影响，结果显示PCPA化失眠大鼠外周血清L-1β含量会反馈性升高，显著高于正常组大鼠。补泻跷脉（补照海泻申脉）后可改善睡眠，并使升高的IL-1β水平降低。

除针刺外，麦粒灸亦可通过调节失眠大鼠的细胞因子含量来治疗失眠。宋媛等选用不同处方的麦粒灸，观察其对失眠大鼠下丘脑细胞因子IL-1β、TNF-α、IL-6含量的影响。麦粒灸1组取百会、神道、心俞，麦粒灸2组取三阴交、神门，麦粒灸3组取申脉、照海；每穴每次连续灸3壮，连续治疗6天。结果显示，与模型组相比，麦粒灸各组失眠大鼠下丘脑IL-1β、TNF-α、IL-6含量明显升高，且麦粒灸三阴交、神门穴组中的升高作用明显优于心俞、神道、百会穴组。

关于针刺、穴位埋线、热敏灸、耳穴贴压调节免疫细胞因子的临床研究亦较为丰富，主要集中于可良性调节外周血清细胞因子含量方面。有学者对比针刺和埋线治疗原发性失眠。两组主穴均为神门、三阴交、百会、安眠穴。针刺组每日治疗1次，每周5次，共治疗6周；埋线组每2周治疗1次，共治疗3次。结果显示，较治疗前两组失眠患者的PSQI各因子及总分均显著降低，血清IL-1β和TNF-α含量显著升高，且埋线组均优于针刺组。吴志红等用热敏灸（心俞、膈俞、膻中、内关、三阴交、至阳）联合穴位按摩（三阴交、安眠、神门、百会、太阳、四神聪）治疗冠心病合并失眠的患者。治疗后，患者的PSQI总分值、睡眠状况自评量表（Self-Rating Scale of Sleep，SRSS）评分、血清IL-2、IL-6表达水平较前明显下降。有学者选用耳穴贴压治疗围绝经期非器质性肝郁失眠，选穴为神门、枕穴、皮质下、内分泌、交感、肝穴。治疗2个疗程后，患者在PSQI评分改善方面总有效率为60.98%，血清TNF-α水平较治疗前显著降低，血清IL-1β水平在治疗前后无显著差异。

第三节　针灸对内分泌激素的影响

针灸通过调节失眠患者的多种内分泌激素水平而达到治疗的目的。其中最重要的机制为调节下丘脑-垂体-肾上腺素（hypothalamus-pituitary-adrenal，HPA）轴和褪黑素（Melatonin，MT）水平。

一、针灸对下丘脑—垂体—肾上腺素轴的影响

应激反应是产生失眠的关键性因素，而在机体应激障碍发生过程中起到关键作用的是HPA轴。下丘脑分泌促肾上腺素释放激素（corticotrophin-releasing hormone，CRH），促使垂体分泌促肾上腺皮质激素（adrenocorticotropic hormone，ACTH），ACTH作用于肾上腺，促使其分泌皮质醇（cortisol，CORT）。血液中的CORT浓度下降会使慢波睡眠（slow wave sleep，SWS）增加，从而提高睡眠质量，而其浓度升高会导致睡眠效率下降。正常人血液中的CORT或ACTH水平过高会抑制垂体分泌CRH，使HPA轴保持平衡。突然的应激反应或长期处于不良的心理状态会刺激杏仁核，激活HPA轴过度亢进，使血液中的CORT浓度显著升高，产生较显著的促觉醒效果，从而导致失眠。因此，失眠的发生与HPA轴功能的紊乱有显著关系。针刺治疗失眠可能是通过降低中枢CRH含量，降低血清中的ACTH、CORT水平，抑制HPA轴的过度亢进实现的。

有学者观察电针神门、三阴交对心理应激失眠大鼠HPA轴功能的影响。经限制性制动束缚建立心理应激失眠大鼠模型。造模成功后，失眠大鼠脑组织Ach、CRH的含量增加，血浆ACTH、CORT含量增加，HPA轴功能亢进。电针治疗后，失眠大鼠失眠症状明显好转，脑组织Ach、CRH的含量显著降低，血浆ACTH、CORT含量显著降低。由此推测，电针可能是通过降低大鼠中枢Ach、CRH含量，抑制HPA轴的过度亢进而治疗失眠。吴建丽等使用不同频率电项针，观察PCPA化失眠大鼠睡眠时相及血清CORT含量的变化。与空白组相比，各模型组失眠大鼠期睡眠时间均明显减少，血清ACTH、CORT含量显著升高；电针组选用风池、供血穴，分别用2Hz、50Hz、100Hz频率的电针刺激，干预7天后，各电针组总睡眠时间（total sleep time，TST）、快波睡眠期（fast wave sleep，FWS）、慢波睡眠期（slow wave sleep，SWS）均明显延长，2Hz和50Hz电针组SWS1期极显著增加，且血清ACTH、CORT含量显著降低；其中，2Hz组效果最为显著。提示电针可通过调节血清中的ACTH、CORT水平调节HPA轴，从而改善失眠；且与50Hz、100Hz相比，电针频率为2Hz时疗效最佳。临床研究方面，有学者采用浅刺镇静穴、太冲、行间治疗肝郁化火型失眠患者，结果发现治疗后患者PSQI显著降低，且血清ACTH、CORT含量较治疗前显著降低。

二、针灸对吲哚类激素的影响

吲哚类激素（MT）由松果体分泌，可由下丘脑视交叉上核支配，受日光照射影响，具有昼夜节律性，夜间MT分泌量明显升高。MT可作为周期信号，调节人体的昼夜节律，具有中度镇静安神的作用。MT有3个受体，分别为MT1、MT2、MT3。其中，MT1和MT2受体与睡眠显著相关，可帮助恢复昼夜节律、提高睡眠质量。失眠患者体内MT水平较正常人低，针灸治疗失眠的机制可能与调节MT水平有关。

有学者观察循经选穴针刺对失眠大鼠下丘脑腹外侧视前区（ventrolateral preoptic area，VLPO）MT含量及其受体基因表达的影响。对大鼠腹腔注射PCPA造模成功后，模型大鼠VLPO区MT含量及MT1、MT2 mRNA表达显著降低；治疗后，针刺百会+神门组、百会+三阴交组、百会+非经非穴组大鼠VLPO区MT含量及MT1、MT2 mRNA表达均明显升高，且以百会+神门组升高最为明显。可见，针刺可通过调节失眠大鼠VLPO区MT含量及MT1、MT2 mRNA表达而达到治疗目的。刘臻等研究发现，造模成功的PCPA化失眠大鼠出现血清MT浓度降低，节律紊乱，谷值后移；电针申脉、照海7天后，血清MT浓度增高、节律恢复。提示电针申脉、照海可能通过调节血清MT水平及节律，改善大鼠失眠症状。有关于针灸对失眠大鼠血清MT影响的研究发现，用三种不同方式（重灸、揿针、温和灸）刺激心俞、脾俞、肾俞均可显著改善其失眠症状，增加失眠模型大鼠血清中MT的含量；且重灸疗效最优。提示重灸、揿针、温和灸均可通过提高血清褪黑素水平调节失眠大鼠睡眠-觉醒昼夜节律，其中，重灸改善失眠症状、降低MT水平的效果更为显著。

临床研究方面，有学者浅刺山根穴治疗原发性失眠，治疗10次后，患者PSQI总分显著低于治疗前，疗程结束3个月后PSQI总分较治疗后升高，但仍显著低于治疗前；患者血清MT水平在治疗前显著低于健康组，治疗后水平高于治疗前，并且接近健康组。本研究中提示浅刺山根穴治疗原发性失眠疗效显著，可能是通过调节血清MT水平实现。

第四节 针灸对抗氧化防御系统的影响

超氧化物歧化酶（superoxide dismutase，SOD）为体内的氧自由基清除剂，可通过催化超氧阴离子，达到清除自由基、抗衰老的作用。SOD对抗自由基损伤，对维持机体抗氧化防御系统的平衡至关重要。丙二醛（Malondialdehyde，MDA）为脂褐素的中间产物，可反映自由基产生情况和组织细胞的脂质过氧化程度。若机体的抗氧化能力不足，发生氧化应激，则会引起脂质过氧化、DNA损伤。有研究结果证实，睡眠剥夺能加快机体新陈代谢，增加自由基，使大鼠血清SOD活性下降、MDA含量显著升高。提示睡眠剥夺后，机体抗氧化能力显著下降，抗氧化防御系统的平衡紊乱。而近年研究提示，针灸可以通过调节SOD及MDA水平，调整其失衡的抗氧化防御系统从而减轻其氧化应激反应，以改善失眠症状。

有学者建立睡眠障碍大鼠模型，观察针刺对失眠模型大鼠SOD和MDA的影响。针刺组取穴为印堂、神庭、太冲，行导气同精法，各穴刺激15s，隔10分钟运针1次，每次留针20分钟，连续干预7天。结果显示，造模成功后，失眠模型大鼠海马组织和血清的SOD活性显著降低，海马组织和血清的MDA含量显著升高；针刺干预后，其海马组织和血清SOD活性均较模型组显著升高，且其海马组织MDA含量显著下降；且针刺组优于常规西药（舍曲林+阿普挫仑）组。提示针刺可通过上调失眠大鼠海马组织和血清的SOD活性，下调海马组织MDA含量治疗失眠，疗效优于西药组。唐雷等发现电针五脏俞治疗PCPA化失眠大鼠，能使其恢复正常的精神状态、行为活动，并提高其血清SOD活性，降低MDA水平。吴北峰等选用电项针对比黄芪注射液干预PCPA化失眠大鼠，结果提示两组均可使失眠大鼠脑干网状组织内SOD的含量降低，减轻其氧化应激反应，降低神经毒性作用，且电项针作用较优。在灸法方面，有学者发现热敏灸可使PCPA化失眠大鼠昼夜活动节律趋于正常，逃避潜伏期缩短，脑干SOD水平显著升高，脑干及血清MDA含量显著下降，且效果在一定程度上优于温和灸。

第五节 针灸对神经电生理的影响

脑电图（electroencephalogra，EEG）记录脑神经细胞生物电活动后放大的脑电波形，被广泛应用于失眠的机制研究中。α波主要在安静、闭眼时较多，睁眼、情绪紧张时消失。β波又称快波，情绪紧张时β波增多，波幅增高。β波波幅高于正常值是大脑皮质兴奋性增高的一种表现。失眠患者脑电活动不稳定，基本呈现α波节律减少，波幅降低；广泛性β平均功率增高，广泛性α

平均功率降低。针刺作为一种机械刺激，可激活神经冲动，产生动作电位，使神经信号从外周传递至中枢，从而对大脑的神经电生理活动产生调节作用，改善睡眠。

高义森等观察针刺百会穴对睡眠剥夺脑电图大鼠 α 波和 β 波频率的影响，结果显示，治疗后睡眠剥夺大鼠 α 波频率升高、β 波频率下降，趋向于正常，且治疗后其可立刻进入睡眠状态。提示针刺百会穴可降低睡眠剥夺大鼠的大脑皮层兴奋性，增加 α 波频率、降低 β 波频率，达到治疗失眠的效果。有以百会、神门为主穴或单独针刺神门穴治疗失眠的研究，其结果均表明，连续针刺治疗 2 个疗程后，患者脑电图的 α 波频率及波幅均显著提高，趋向正常。

第六节　针灸对即刻早期基因的影响

即刻早期基因由两种原癌基因 c-fos 和 c-jun 组成，参与细胞分裂、分化，信息传递等多种生理功能。c-fos 和 c-jun 蛋白在机体正常下表达水平较低，而在睡眠剥夺时，c-fos 与蛋白产物可作为细胞内信息传导第三信使，作用于 AP-1 位点激活迟反应基因，其表达产物可减少 GABA 释放、增加 Glu 释放等，使神经网络系统的兴奋-抑制失衡而引起失眠。

有学者探讨针刺对失眠大鼠脑内 c-fos 和 c-jun 含量的影响，结果发现，模型组失眠大鼠大脑内的 c-fos 和 c-jun 含量均升高；沿督脉方向针刺百会穴后，其大脑内的 c-fos 和 c-jun 含量显著降低，失眠状态明显改善。提示针刺可下调失眠大鼠脑内 c-fos 和 c-jun 的表达，从而影响其脑内氨基酸类神经递质水平，平衡神经网络系统的兴奋-抑制状态，达到治疗目的。

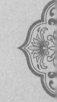

第一节　儿　童

儿童失眠是在睡眠时间安排符合该年龄儿童需求且睡眠环境条件适合的情况下，儿童持续存在睡眠启动、睡眠持续或睡眠质量等问题，并导致儿童及整个家庭的日间功能受损。与成人不同的是，儿童失眠症状通常由家长报告，反映了家长对儿童睡眠的主观认识。

行为疗法是防治小儿失眠的首选方案。①标准消退法：从安置儿童上床睡觉到早上起床，除了安全和健康方面的考虑，需要忽视儿童的不当行为（如哭闹、叫喊）。目标是通过撤去对不当行为的强化而使其减少或消失。②渐进消退法：在预设的一段时间内先忽视儿童的睡前不当行为（哭闹、发脾气或反复要求），然后再简短察看儿童的状况，可使用渐变时间（如先5分钟，再10分钟）或固定时间（每隔5分钟）。与标准消退法一样，目标是培养儿童的自我安抚能力，使儿童能够不依赖外界的特定条件而学会独立入睡。③良好睡前程序：帮助儿童建立一套固定顺序、愉快、安静的睡前程序，为睡眠做好准备。可以暂时性地推迟儿童的就寝时间，以便能在希望的时间内睡着，随后按照一定的时间表（如15分钟）逐渐将就寝时间提前，如果儿童不能在希望的时间内睡着，就让儿童起床，处于安静平和的环境下，待儿童想睡了再上床。④定时提前唤醒：对儿童夜醒规律进行详细记录，然后在常规夜醒时间前15~30分钟，轻拍唤醒儿童，再让其重新入睡，从而使常规夜醒不再出现。这一方法尽管被证明有效，但是父母接受度较低，且不适用于低龄儿童。⑤父母教育/预防：通过对家长进行宣传教育，预防睡眠问题的发生。这通常要与其他行为治疗技术结合使用。⑥其他：如睡眠卫生习惯、认知重建、放松训练、睡眠限制、刺激控制等。

对于儿童失眠患者，不宜选择药物治疗。若必须药物治疗，仅用于部分慢性失眠障碍患儿。药物治疗弊端较多、影响较大，应权衡利弊。临床医师只有在与患儿家属签署知情同意书的情况下方可选择适宜药物。

第二节 孕 妇

孕妇是失眠高发人群发病原因一般包括以下四个方面。①激素的变化影响孕妇心情。孕妇心情的变化是因激素变化导致的，孕妇在心理和精神上都比较敏感，对压力的承受能力会降低，再加上对腹中胎儿的担心，很容易引起情绪的不稳定，因此常常会有抑郁和失眠的情况发生。②饮食习惯的改变。由于妊娠反应及对饮食营养的要求，孕妇的饮食习惯会发生一定的改变，而且怀孕早期还容易孕吐，虽然大多数孕妇是在早晨吐，但是也有一些孕妇会在晚上也觉得恶心想吐，导致孕妇难以适应，使睡眠质量受到影响。③尿频。尿频是比较明显的怀孕初期症状之一。怀孕2个月以后，由于增大的子宫压迫膀胱，会反射性地引起排尿增多，有时甚至高达一小时几次、十几次。排尿的次数增多，但尿量并不增多，并伴有轻度的头晕、恶心等症状。很显然，这种尿频现象会严重影响孕妇的睡眠质量，导致孕妇睡眠不足。④疼痛、抽搐。由于孕妇容易缺钙，所以也易发生抽筋的现象。另一方面，由于怀孕期间分泌的激素，尤其是松弛素引起的筋膜、肌腱、韧带及结缔组织变软、松弛或水肿，同时累及压迫神经，所以孕妇的身体容易出现各种疼痛。

美国食品与药品管理局制定的妊娠期药物安全性等级：苯二氮类药安全性分级为D级；非苯二氮类药和抗抑郁药均为C级，但二者联合应用可能导致早产、低血糖、呼吸相关风险增加；抗组胺药苯海拉明为B级，但疗效不稳定。因此，实际工作中更多应用非苯二氮类药和抗抑郁药。值得注意的是，没有任何一种药物对妊娠期女性是绝对安全的，原则上由患者及其家属抉择是否选择药物治疗，并签署知情同意书。

目前，广泛接受的妊娠期药物安全性国际分类有3种，分别是美国食品与药品管理局、澳大利亚药品评估委员会和瑞典药品目录的妊娠期药物安全性分级，分级标准为A、B、C、D、X。为了避免潜在的致畸作用，临床医师可以考虑使用非药物治疗失眠，如行为认知疗法（标准）、运动或冥想（临床建议）。在妊娠期合并失眠患者使用催眠药物的治疗过程中，临床医师应该注意以下几点：①尽量缩短治疗疗程以控制症状为主，尽量采用单药治疗、小剂量给药，尽量采用更安全的药物；②原则上非苯二氮䓬类药物较苯二氮䓬类药物安全，避免使用选择性5-HT再摄取抑制剂和抗组胺药物；③药物治疗需权衡利弊，可结合非药物治疗，如行为认知疗法等。

第三节　围绝经期女性

从育龄过渡到生殖功能丧失的时期，称为围绝经期。由于卵巢功能逐渐退化以及激素的影响，约2/3的妇女会出现不同程度的围绝经期症状，其中睡眠障碍是较为突出的问题。我国流行病学调查显示，围绝经期妇女的睡眠问题日益严重，应当引起足够的重视。

围绝经期女性失眠的发病病因主要与以下几点相关：①激素水平改变：妇女围绝经期时卵巢功能逐渐减退，孕激素、雌二醇等多种激素水平的改变导致失眠；②血管舒缩变化：血管舒缩功能失调出现于体内雌激素水平降低的早期，一般持续时间为4~5年；③情绪障碍：抑郁、焦虑是围绝经期患者经常会出现的情绪障碍，长期情绪障碍影响睡眠。

从中医的角度看，围绝经期正是古人所说的"年四十而阴气自半"的生理阶段，《灵枢·五音五味》曰："今妇人之生，有余于气，不足于血，以其数脱血也。"阴血亏虚多与肾相关。《素问·上古天真论》曰："七七，任脉虚，太冲脉衰少，天癸竭，地道不通，故形坏而无子也。"以"补其不足，泻其有余，调其虚实"为总则，应以滋补肾阴、交通心肾、疏肝养血、益气镇惊等治法，使阴阳平衡、气血和畅，脏腑功能恢复正常。

激素替代疗法或镇静催眠药等，作为目前治疗围绝经期失眠的主流方法，虽有一定效果但长期疗效却不理想，尤其是其毒副作用越来越不容忽视。激素替代疗法会增加子宫内膜癌、乳腺癌的危险性及血栓性疾病、糖尿病、高血压、胆石症等的发生率。镇静催眠药常可导致药物依赖、精神依赖及出现头昏、嗜睡、乏力等问题。

中医针灸疗法长久以来被广泛应用于围绝经期失眠的治疗，并取得了很好的效果，已成为临床治疗的一种重要手段。《素问·阴阳应象大论》云："善用针者，从阴引阳，从阳引阴。"《灵枢·根结》云："针之要，在于知调和阴与阳，调和阴与阳，精气乃光，合形与气，使神内藏。"随着近几年研究的不断深入，针灸防治围绝经期失眠的独特优势逐渐显现出来，大量临床实验也已经证实了针灸治疗围绝经期失眠疗效显著。电针作为针灸疗法的一种，将现代物理刺激与传统的经络腧穴理论相结合。研究表明，电针能影响大脑皮质的神经活动，具有使兴奋过程与抑制过程恢复平衡的调节作用，同时电针疗法能降低神经应激功能，对中枢神经系统有调整作用。

第四节　老年人

随着年龄的增长，松果体功能逐渐减退，下丘脑视交叉上核中的褪黑素分泌减少、心内神经元血管加压素的表达降低，都会改变人体睡眠结构，使睡眠觉醒周期的调节能力下降。老龄相关的晶状体浑浊可使下丘脑视交叉上核对睡眠觉醒节律的调节能力下降。

老年人躯体疾病多样，导致失眠的躯体疾病主要有：①类风湿关节炎、腰椎间盘突出等疼痛疾病；②心力衰竭、心悸、夜间呼吸困难、夜间型心绞痛等心血管疾病；③慢性阻塞性肺病、过敏性鼻炎（鼻塞）等呼吸系统疾病；④胃食管反流病、消化性溃疡病、便秘、腹泻和肛门瘙痒等消化系统疾病；⑤尿频、尿潴留、膀胱排空不完全、尿失禁等泌尿系统疾病；⑥脑卒中、帕金森病、阿尔茨海默病、癫痫等中枢神经系统疾病。

精神和心理因素是影响老年失眠的重要因素之一。与年轻人相比，老年人心理更脆弱且无助，往往会感觉寂寞和孤独，随着年龄的增长更容易产生悲观和伤感等负性情绪。失眠是老年抑郁症患者常见的症状，且易伴随发生躯体上的不适。同样长期失眠的患者也容易伴发抑郁或焦虑障碍。

临床上针对老年失眠患者，首选心理和行为干预治疗。对于由心理或行为因素导致的失眠，心理干预或能达到满意效果。美国医师协会推荐所有成年患者应将失眠认知行为治疗作为慢性失眠的首选治疗方法。通过深入沟通交流，找出患者失眠的维持因素，然后通过个体或团辅的方式，引导患者建立良好的睡眠认知和习惯，树立正确的睡眠信念。睡眠障碍认知行为治疗能够缓解老年患者的失眠程度，提升睡眠质量，缩短睡眠潜伏期，减少入睡后觉醒，提升睡眠效率，无明确不良反应。

经颅磁刺激是一种神经刺激和神经调节电生理技术，通过磁场调节大脑皮层兴奋度，失眠患者大脑皮层属于高兴奋状态，低频刺激可有效改善睡眠质量，其机制可能与经颅磁刺激可以刺激大脑产生抑制性神经递质和促进松果体褪黑素的合成分泌有关。重复经颅磁刺激可改善睡眠质量，并且不改变正常睡眠结构，无明显不良反应的发生。其他研究用于失眠治疗的有高位静电疗法、脑电反馈疗法、紫外线光量子透氧疗法等物理疗法。

患者无法依从非药物治疗时，可以考虑药物治疗。①苯二氮䓬类：苯二氮䓬类药物可减少快动眼睡眠时间、降低睡眠潜伏期和减少夜间觉醒。苯二氮䓬类药物的吸收与年龄无关，但是与体脂有关，因此肥胖患者慎用，并且不宜长期使用。虽然失眠患者接受苯二氮䓬类药物治疗初期特别有效，但长期使用易导致耐药。②非苯二氮䓬类：包括唑吡坦、扎来普隆、佐匹克隆等。唑吡坦可用于入睡困难患者，老年人耐受性较好，且并不改变睡眠结构。唑吡坦不良反应较少，主要有头晕、嗜睡和恶心。扎来普隆的药理学机制与唑吡坦相似，半衰期仅为1小时，老年人使用安全，机体易耐受，且无药物撤退反应。佐匹克隆是环吡咯酮类药物，经肝脏代谢，有抗惊厥、肌松和抗焦虑的作用。佐匹克隆对日间行为影响较小，对认知记忆的影响非常小。③抗抑郁药：有镇静作用的抗抑郁药可以用于治疗合并抑郁症的失眠患者。这类药物包括曲唑酮、阿米替林、多塞平和米氮平。

针灸治疗老年性失眠因其安全、有效，具有广阔的运用前景。①体针：四神聪、百会、印堂、内关、后溪、安眠、申脉、照海、太冲、神门、足三里、悬钟、太溪、三阴交等。②头针：取额中线、额旁1线。心脾两虚加额顶带上焦；心肾不交加额旁2线；肝火上扰加顶中线；胃腑不和加顶中线、额顶带上焦。③腹针：主穴为中脘、下脘、气海、关元，行针以加强针感。

第五节 慢阻肺患者

慢阻肺患者罹患失眠风险高。香港一项研究表明，超过60岁慢阻肺患者的失眠发生率（47.2%）高于对照人群（25.7%），入睡困难型、睡眠维持困难型及早醒型患病率分别为24.6%，31%以及26.1%，而对照人群分别为14.7%，14.7%及11.9%。

慢阻肺咳嗽、咳痰、呼吸困难等症状可导致夜间入睡困难及频繁觉醒；患者夜间低氧血症及二氧化碳潴留也可引起失眠。其相应的某些治疗药物也容易引起失眠，临床研究表明失眠是茶碱的不良反应之一，磷酸二酯酶–4抑制剂罗氟司特也可能引起失眠。而其他常见的慢阻肺治疗药物，如β2受体激动剂，吸入性糖皮质激素及抗胆碱能药等，未见增加失眠的报道。慢阻肺易合并阻塞性睡眠呼吸暂停低通气综合征、不宁腿综合征，及并发抑郁、焦虑及心力衰竭等影响睡眠的疾病，进而引起失眠。此外，吸烟可干扰睡眠，增加失眠患病率。

慢阻肺合并失眠的防治手段主要包括以下几个方面：①去除诱因：纠正低氧与高碳酸血症及缓解咳嗽、咳痰、呼吸困难等症状，积极识别及治疗并发症，如心力衰竭、阻塞性睡眠呼吸暂停低通气综合征及心境障碍等；②镇静催眠药：应尽量避免使用苯二氮䓬类药物，合并高碳酸血症者应禁用，以免进一步抑制通气功能，加重呼吸衰竭；③褪黑素受体激动剂：拉米替隆无明显的呼吸抑制作用，可考虑使用；④其他：认知行为治疗慢阻肺合并失眠可行有效，可降低患者失眠严重度，提高睡眠效率，缩短入睡时间、减少夜间觉醒及日间疲乏感；针灸疗法在慢阻肺合并失眠的防治中可发挥重要作用，针刺可减轻慢阻肺模型大鼠病理特征并改善肺通气功能，耳穴压豆治疗也有助于改善慢阻肺合并失眠患者的睡眠质量。

第六节　高血压患者

睡眠障碍是高血压患者常见的伴随症状。王彭辉等曾于2010年对210例高血压患者进行临床调查，研究显示失眠障碍患者的比例高达50%以上。高血压与失眠可相互影响。一方面，高血压可导致失眠。高血压患者血压昼夜节律丧失，常会伴随血压大幅升高，出现头痛、心悸、眩晕、夜尿增多等症状，这些都会影响高血压患者的睡眠质量，从而导致失眠。另一方面，失眠易引起高血压。失眠是高血压患者常见的一种合并症，失眠对血压的影响是非常显著的。严家川等采用多导睡眠监测的方法对60例高血压患者的睡眠进行动态监测，结果显示，睡眠时间缩短、睡眠效率下降的患者血压昼夜节律紊乱，正常昼夜节律波动消失，加重患者的疾病程度。目前失眠对患者血压影响的机制普遍被认为是失眠可导致交感神经系统兴奋，激活下丘脑，调节相应的腺垂体分泌内皮素、抗利尿激素等一系列激素，其中内皮素是一种缩血管活性肽物质，与一氧化氮舒张因子组成一对具有拮抗效应的活性物质，二者的失衡是导致高血压的关键性因素。

适当调整高血压患者的生活方式、饮食结构，对预防或治疗失眠是非常有意义的。①饮食调护：适度节食，尤其晚餐要清淡，少食油腻、饮浓茶和咖啡等刺激性食物，同时可以食适量的山楂、白术、黄芪、党参等中草药辅助降压。②生活护理：失眠的患者应注意劳逸结合，学会控制自己的情绪，适当地进行活动锻炼，建立良好的睡眠习惯，活动尽量缓慢以免血压大幅波动。③其他护理：调整脏腑功能，改善血液循环都有助于高血压患者稳压、控压，改善睡眠，高血压患者可适当地进行穴位按摩、中药疗法等。适当的穴位按摩能调整血管的舒缩功能，使经脉气血流畅，可缓解疲劳、紧张的状态。

西医学对高血压合并失眠治疗是以对症治疗为主。由于高血压失眠合并症患者具有较高的夜间血压，故苯二氮卓类、非苯二氮卓类短效药物建议晚间或睡觉之前服用。苯二氮卓类药物治疗失眠效果显著，且辅助降压平稳，但是仍具有较强的药物依赖性和副作用，如疲乏无力，中枢神经抑制，毒害肝肾等。非苯二氮卓类药物较苯二氮卓类药物治疗失眠效果更加安全可靠，且不产生药物依赖，具有增加睡眠时间、改善睡眠生理结构等优点，但是临床研究显示此类药物使用范围小，尤其不能改善老年高血压失眠合并症患者的临床症状，并也会伴有思睡，恶心和健忘等不良反应。针灸治疗高血压伴失眠的效果十分显著。选穴以天柱、完骨、风池、风府、脑户、大椎、身柱、脾俞、肝俞、大肠俞、肾俞等为主，伴失眠者加安眠穴、心俞，伴头晕和失眠者再加百会和四神聪穴。

第七节　倒班人员

有许多因素影响倒班工作者的睡眠-觉醒周期，主要包括生物节律因素、倒班的种类、个人适应生物节律变化的能力、衰老、睡眠因素、社会和家庭因素等。

通过采取适当的倒班时间、改变倒班速度、工作场所安装适当的照明、适当睡眠和打盹等方法，必要时使用褪黑素和褪黑素亲和剂等来应对与解决倒班工作引起的睡眠问题。①一般治疗：让倒班工作者了解生物节律、睡眠和家庭因素的影响，使倒班工作者养成良好的睡眠习惯，调整家庭的交际方式，也可建立自助网络系统，以减轻倒班工作者的社交和社会隔离症状。实行规律倒班，如先白班，再小夜班，再夜班，休息一天的方式。②褪黑素治疗：褪黑激素对于倒班工作导致的睡眠障碍具有良好的治疗作用。在睡眠前0.5~1个小时给患者服用褪黑激素，可以显著加强其内源性节律与环境周期的同步效应，能从根本上解决光照扰乱给机体带来的不良影响，显著提高倒班工作者在夜班时的清醒度，改善其睡眠质量和维持正常的睡眠周期。也可以根据患者的证候，采用中医药治疗。③预防措施：减少夜班，不让夜班连续，与连续的白班交替，按照白班、小夜班的顺序倒班。选择适应能力强的人从事夜班工作。服用超短作用时间安眠药。利用高照度光，使夜间的工作环境更加明亮等。

第八章
失眠的日常管理与护理

失眠多病程绵长，且容易反复。日常管理及护理则显得尤为重要，可有效控制及缓解失眠症状，维持常规治疗手段的疗效，减少西药使用剂量等。养生指导、按摩推拿、针灸护理、心理护理、饮食指导、小剂量维生素等失眠日常管理及护理方式均取得良好的效果，改善患者生存质量。

一、养生指导

睡前在室外空气新鲜的地方步行30分钟或听轻松的音乐。晚间散步可放松肌肉、神经，人也就会感到困乏而容易入睡。指导病人使用放松术，如缓慢地深呼吸、全身肌肉放松、默念数字、听单调的滴水声、钟表滴答声等，让心境宁静平和，有助于睡眠。用植物芳透剂，不仅有香味，还可从呼吸道、皮肤吸收缓解人的身体的不适，起镇静作用。

二、按摩推拿

按摩是中医学中颇具价值的医疗保健方法，能消除疲劳，改善血液循环，沟通表里，达到阴阳平衡，可有效地防治失眠。用手指按压或按摩百会、劳宫、涌泉等穴位，可使病人自主神经安定，身心放松，从而诱导入睡。相关学者认为头部穴位按摩具有使全身经脉开通的作用，脉通则神明，气血和调，邪不可干，则病自去。常用的穴位和手法如下。攒竹穴：用两拇指自上而下交替推两眉间至前发际，反复30次；次宫：用两拇指分推自眉头至眉梢，反复30次；太阳：两手中指按揉眉梢凹处，反复30次；风池：两拇指旋转按揉胸锁乳突肌与斜方肌之间凹陷处，反复50次；百会：用拇指按揉两耳尖直上头顶的中点，反复50次；中脘：手掌旋转按揉脐上4寸，反复100次；肾俞：两拇指旋转按揉第二腰椎棘突下旁开1.5寸，反复100次；足三里：拇指按揉膝下3寸，胫骨前嵴外1寸，反复100次。

三、针灸护理

耳穴贴压、穴位贴敷等针灸护理能不同程度地促进大脑皮质功能恢复生理平衡。耳穴贴压法可以起到镇静、安神、宁心之效，有调节大脑皮质的兴奋或抑制作用，取穴以心、神门、枕、交感、内分泌、皮质下等为主。耳穴贴压法简便易行，病人易于接受，可避免镇静剂所致的副反应和药物依赖，保证睡眠，对原发病的康复也有促进作用。朱砂外敷涌泉穴亦有良好效果。涌泉穴为足少阴肾经首穴，是经络气血运行的起点，药与穴相配，使心火下温肾水，肾水上济心火，心肾相交，水火相济，则其寐自安。

四、心理护理

心理社会因素是失眠的主要原因之一，因此心理治疗是关键。中医学认为"以心医心之法，乃是最妙上乘"。在护理失眠病人时，一定要了解病人的心理状况，解除病人的心理压力，尽量劝服病人不要过于依赖安眠药，加强精神护理，注意情绪变化，消除不良疑虑，及时开导安慰，保持心情舒畅，使之能积极配合调治。

五、饮食指导

中医历来重视脾胃调理，将饮食疗法作为治疗疾病的手段之一。失眠患者因长期忧心忡忡，思虑过度，极易损伤脾胃，加重不寐。《素问·逆调论》有"胃不和则卧不安"之说。失眠患者应注意调节饮食，谨合五味，保护和促进脾胃运化之职，借以恢复正气。多食豆类、鸡、鸭、猪肝、猪心、鱼类、蛋类，中药食疗如黄芪粥、党参粥、红枣粥、山药粥以益气生血，养心安神。睡前不宜饮咖啡饮料、浓茶、酒等兴奋刺激之品，不进行剧烈的运动，饮水不宜过量，晚餐不宜过饱，以免损伤脾胃，影响睡眠；忌油煎烙烤等不易消化的食物。

六、小剂量维生素

对入睡确有困难的顽固失眠者，可在医生的指导下选用小剂量药物，如维生素$B_1$100mg睡前30分钟口服。它虽不属于镇静安眠药，但可以调节自主神经功能，降低大脑皮层的兴奋性，有助于睡眠。而且维生素B_1属于水溶性维生素，适量的摄入没有副作用。

参考文献

［1］贺普仁.针灸三通法临床应用［M］.北京：人民卫生出版社，2014：37-40.

［2］王红伟，冯春祥，王贵春.国医大师程莘农临证指针［M］.北京：学苑出版社，2015：275-277.

［3］王居易.王居易针灸医案讲习录［M］.北京：中国中医药出版社，2014：218-223.

［4］任爽，张杰，韩旭.健脾养心针刺法治疗心脾两虚型失眠的临床观察［J］.中华中医药杂志，2017，32（9）：441-444.

［5］杨金亮，张蓉，杜磊，等.温针灸配合耳穴贴压调节阳虚型失眠患者神经递质临床观察［J］.中国针灸，2014，34（12）：20-23.

［6］戎姣，李镜，谭占婷，等.铺药任脉灸治疗心脾两虚型失眠28例［J］.中国针灸，2018，38（6）：38-39.

［7］李欧静，王凡.针刺五脏俞加膈俞配神门穴治疗女性更年期失眠临床研究［J］.中国针灸，2018，38（5）：19-22.

［8］王成伟，康杰，周建伟，等.滚针对非器质性慢性失眠患者生活质量的影响：随机对照研究［J］.中国针灸，2006，26（7）：461-465.

［9］刘露阳，王鹏琴.眼针治疗卒中后失眠的随机对照研究［J］.针刺研究，2017，42（1）：67-71.

［10］刘振华，王世军.针刺四神聪、百会对失眠大鼠脑组织钟基因及氨基酸类神经递质表达的影响［J］.中国老年学杂志，2015，35（21）：6067-6069.

［11］张帆，唐启盛，郭静，等."老十针"组穴对慢性失眠患者睡眠质量及过度觉醒的影响［J］.中医杂志，2019，60（8）：671-674.

［12］王一心，杜小正，王金海，等.舒筋调神法治疗原发性失眠及对血浆食欲素A水平的影响［J］.中国针灸，2019，39（9）：950-952.

［13］王卓慧，刘婧，郭保君，等.针刺补泻跷脉对失眠大鼠5-HT、NE及IL-1β含量的影响［J］.中华中医药杂志，2017，32（3）：442-444.

［14］谢莉娜，谢志强，郭鑫，等.循经选穴针刺对失眠大鼠下丘脑腹外侧视前区褪黑素含量及其受体基因表达的影响［J］.中国中医药信息杂志，2018，25（12）：45-49.

［15］刘臻，赵娜，谢晨，等.电针对失眠大鼠睡眠-觉醒昼夜节律及褪黑素节律的影响［J］.中华中医药杂志，2016，31（9）：3695-3699.

［16］郑美凤，何芙蓉，林煜芬，等.浅针山根穴治疗原发性失眠的疗效观察及其对血清褪黑素的影响［J］.浙江中医药大学学报，2014，38（7）：902-905.

［17］唐雷，徐芬，胡星，等.电针五脏俞治疗PCPA诱导大鼠失眠的疗效观察［J］.中国中医基础医学杂志，2019，25（7）：965-968.